AF569059

Prof. em. Prof. Dr. med. habil. Karl Hecht
Dr. sc. med. Hans-Peter Scherf

Richtiger Umgang mit niedrigem und hohem Blutdruck

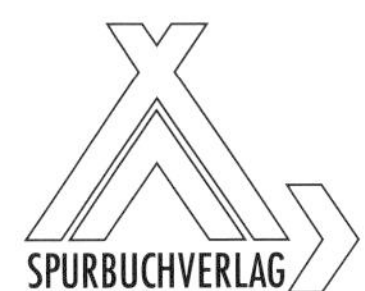

Richtiger Umgang mit niedrigem und hohem Blutdruck

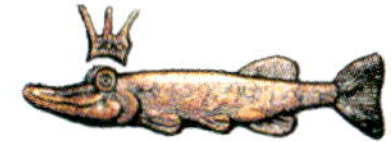

Prof. em. Prof. Dr. med. habil. Karl Hecht

Dr. sc. med. Hans-Peter Scherf

Bibliografische Information der Deutschen Nationalbibliothek

Die Deutsche Nationalbibliothek verzeichnet diese Publikation in der Deutschen Nationalbibliografie; detaillierte bibliografische Daten sind im Internet über http://dnb.d-nb.de abrufbar.

1. Auflage März 2012

info@spurbuch.de, www.spurbuch.de

Ausführung: pth-mediaberatung GmbH , Würzburg
Umschlaggestaltung und Layout: Anke von Schalscha-Ehrenfeld

ISBN 978-3-88778-364-8

Inhalt

Kapitel 1: Einleitung . . . 10
Blutdruckmessen, eine schwierige, verantwortungsvolle Diagnostik . . . 11
An welchem Arm soll gemessen werden? . . . 12
Die Fehlmessung des Blutdrucks ist aber nicht die einzige Schwachstelle bei Herz-Kreislauf-Erkrankungen . . . 14
An bewährte Heilmethoden der Antike anknüpfen . . . 16

Kapitel 2: Was ist der Blutdruck? . . . 17
Herztätigkeit und Blutdruck werden vom Gehirn gesteuert . . . 18
Blutdruck immer in Schwingung . . . 20
Herzfrequenzvariabilität ist die physiologische Norm . . . 21
Herzfrequenzvariabilität in Kohärenz oder Chaos? . . . 22
Zur Kohärenzkonzeption . . . 23

Kapitel 3: Wie wird der Blutdruck richtig gemessen? . . . 24
Die Riva-Rocci-Methode . . . 24
Automatische Blutdruckmessgeräte . . . 24
Langzeit-Blutdruckmessungen . . . 26
Langzeituntersuchungen unter chronobiologischen Aspekten . . . 28
CHAT – Ein sicheres Kriterium für eine arterielle Hypertonie . . . 29

Kapitel 4: Blutdruckentspannungstest (BET) . . . 31
Emotionen kennen und intelligent steuern . . . 31
Die richtige Atmung beim BET . . . 32
Was kann der Blutdruckentspannungstest? . . . 34
Der BET in der alltäglichen Praxis . . . 38
Störfaktoren bei der Durchführung des BET . . . 41
Nur die Psycho-Neuro-Kardiologie ist real . . . 43
Postsilvesterparty-Hypertonie . . . 46
Nachtrag . . . 49

Kapitel 5: Stress – Sympathikotonus – Parasympathikotonus . . . 50

Kapitel 6: Zum richtigen Umgang mit dem niedrigen Blutdruck (arterielle Hypotonie) 56
Symptomatik der Hypotoniker 57
Pathophysiologischer Hintergrund der Hypotonie 62
Aufklärung und gesunde Lebensweise 63
Niedriger Blutdruck kann Schlaganfall auslösen 64
Die psychobiologische Persönlichkeit des Hypotonikers 65
Zur Entstehung von Depressionen 66
Depressionen als Folgen der chronischen Komorbidität von niedrigem Blutdruck und Halswirbelsäulen-Syndrom 69
Mit natürlichen Mitteln gegen hypotoniebedingte Depressionen 71
Welche Blutdruckhöhe ist als hypoton zu bewerten? 73
Wie soll der Hypotoniker mit seinem niedrigen Blutdruck umgehen? . . 77

Kapitel 7: Blutdruck und Schlaf 81
Schlaf der Hypertoniker 82
Schlaf der Hypotoniker 83
Was kann der Hypotoniker gegen seinen gestörten Schlaf tun? 84
Niedriger Blutdruck und Gähnen 85
Gähnen – eine regulierende Funktion des Blutkreislaufs 87

Kapitel 8: Zum richtigen Umgang mit dem hohen Blutdruck (arterielle Hypertonie) 89
Verschiedene Formen der arteriellen Hypertonie 91
Diagnose nur allein mit der Blutdruckmessung ist sehr schwierig 92
EUROASPIRE III-Studie fordert Umdenken 93
Heilung erfordert eine Änderung des Lebensstils 94
Hauptursachen der essenziellen arteriellen Hypertonie 96
Bluthochdruck und Cholesterin 99
Heutiger Erkenntnisstand zum Cholesterin 101
Bei älteren Menschen wirken Medikamente anders als bei jüngeren . . 102
Ist die Forderung zum richtigen Umgang mit der arteriellen Hypertonie berechtigt? 103
Medikamentöse Therapie kann neue Krankheiten erzeugen 104
Wie soll der Hypertoniker mit seinem hohen Blutdruck umgehen? 106

Kapitel 9: Blutdrucksenkung durch Asklepioskur 110
Ablauf und Ergebnisse der Asklepioskur 111
Blutdrucksenkung bei älteren Patienten mit isolierter systolischer Hypertonie (ISH) mittels Blutdruckentspannungstest (BET) und Asklepioskur 118
Isolierte systolische Hypertonie (ISH) ist ein eigenständiges Krankheitsbild 123
Dankbare Patienten 124

Kapitel 10: Schlussbemerkung 125

Anhang: Einschlägige wissenschaftliche Publikationen der Autoren 128
Einschlägige Doktorarbeiten 129
Literaturverzeichnis 130
Die Autoren 133

Danksagung

Für die technische Ausführung des Manuskripts möchten wir der immer zuverlässigen, unermüdlichen, fleißigen Frau Anke Dahmen von ganzem Herzen besonders danken. Herrn Dr. Yasar Yilmaz gilt unser Dank dafür, dass er uns die Möglichkeit gab, die Konzeption der Asklepioskur in seinem Kurzentrum NaturMed zu realisieren und zu etablieren. Für die statistische Bearbeitung der Daten übermitteln wir Herrn Dipl. Biol. Peter Meffert ein Dankeschön. Dem Spurbuch-Verlag und vor allem Herrn Klaus Hinkel danken wir für die Bereitschaft, dieses Buch herauszugeben.

März 2012

Karl Hecht, Hans-Peter Scherf

„Man muss das Wahre immer wiederholen,
weil auch der Irrtum um uns her immer wieder gepredigt wird;
und zwar nicht nur von Einzelnen, sondern von der Masse.
In Zeitungen und Enzyklopädien,
auf Schulen und Universitäten – überall ist der Irrtum obenauf!
Und es ist ihm wohl und behaglich –
im Gefühl der Majorität, die auf seiner Seite ist.“
[Johann Wolfgang Goethe 1749-1832]

Wichtiger Hinweis

Die Autoren haben sich bemüht, in Kurzform, mit vielen Informationen, Empfehlungen zu geben, um richtig mit dem Blutdruck umgehen zu können. Dies geschah auf der Grundlage des neuesten wissenschaftlichen Erkenntnisstands und langjähriger praktischer Erfahrungen. Der Blutdruck ist ein Beispiel dafür, dass die Medizin eine Disziplin ist, die ständigen veränderlichen Entwicklungen unterliegt. Derzeitig zeichnet sich der längst fällige Paradigmenwechsel mit einem Trend zur Prävention ab. Damit wird dem Menschen als Persönlichkeit mehr Freiheit und Selbstverantwortung für seine Gesundheit übertragen. Wir Ärzte können nur empfehlen, der Patient soll mit richtigen, ausreichenden Informationen über ausreichende Autonomie verfügen, um selbst zu entscheiden, das zu tun, was für seine Gesundheit wichtig ist. Mit Bezug auf den weltbekannten Arzt Rudolf Virchow möchten wir nachdrücklich betonen, dass die Medizin eine individuumsbezogene Lebenswissenschaft ist. Deshalb können z. B. Wirkstoffeffekte und ihre Dosierung oder Empfehlungen bei jedem Menschen unterschiedlich anschlagen und auch Wirkungen unter bestimmten Umständen ganz andere als bekannte Richtungen nehmen. Der Leipziger Internist, Universitätsprofessor Max Bürger (1885-1966) hat beobachtet, dass das wiederholte Auftreten einer Krankheit bei ein und derselben Person jedes Mal unterschiedliche Verläufe zeigt und somit andere therapeutische Maßnahmen erfordert.

Deshalb können Autoren und Verlag für die gegebenen Empfehlungen keine Gewähr übernehmen. Beratungen mit Therapeuten sollten niemals ausgeschlossen werden.

März 2012
Karl Hecht, Hans-Peter Scherf

Einleitung

Dieses Buch mit dem Titel: „Richtiger Umgang mit niedrigem und hohem Blutdruck" haben wir geschrieben, um aus ärztlicher Verantwortung alle Menschen, die sich mit ihrem Blutdruck beschäftigen oder in Zukunft beschäftigen möchten, aufzuklären und ihnen ein wissenschaftliches Fundament zu geben, damit sie mit ihrem Blutdruck richtig umgehen können.

Wenn wir das **„richtig"** so betonen, muss folgerichtig falsch mit dem Blutdruck umgegangen worden sein. Ja, leider ist das so. Wir möchten dies gleich mit Beispielen belegen:

Die Ärzte Prof. Dr. Schrader, Dr. Lüders und Dr. Breitmeier berichten in ihrem Buch „Arbeit, Stress und Hypertonie" [1999], dass bei Blutdruckfehlmessungen 30 % der Patienten falsch beurteilt werden. Bei 17,7 % soll eine Überschätzung (eine scheinbare, also fehlgemessene Hypertonie) diagnostiziert werden. Das gibt Anlass zu unnötigen Verordnungen von blutdrucksenkenden Arzneimitteln. Diese kosten Geld und verursachen unerwünschte Nebenwirkungen und somit neue Leiden.

In Deutschland soll es 20 Millionen Bluthochdruckkranke geben. Wenn das so ist, dann wären es ca. 3,5 Millionen, die fehlgemessenen, fehldiagnostiziert und fehltherapiert würden. Von der Verschwendung von Arzneimitteln und Geld mag sich jeder selbst ein Bild entwickeln. Außerdem wird der Patient unnötig mit Nebenwirkungen der blutdrucksenkenden Medikamente belastet, wodurch neue Erkrankungen auftreten können.

Der fehlgemessene hohe Blutdruck wird als **„Praxishypertonie"** oder als **„Weißkitteleffekt"** bezeichnet.

Nach Prof. Schrader und Koautoren soll der Blutdruck bei 13,3 % unterschätzt werden. Das heißt, die real bestehende arterielle essentielle Hypertonie wird nicht erkannt und somit nicht behandelt.

Die Unterschätzung der essentiellen arteriellen Hypertonie soll sich vor allem bei Arbeitsstress hervorgerufener Hypertonie zeigen. Wenn der Arbeitsstress weg ist und der Arzt noch, wie es sein soll, Charisma besitzt und Ruhe ausstrahlt, ist der Stress und auch der hohe Blutdruck beim Patienten weg. Diesen hohen Blutdruck bezeichnet man als **Arbeitsplatzhypertonie**. Diese kann nur durch tagelange Langzeitmessungen am Arbeitsplatz richtig diagnostiziert werden. Besser wäre auch eine Stressdiagnose, weil die Arbeitsplatzhypertonie vorwiegend stressbedingt ist.

In medizinisch-wissenschaftlichen Zeitschriften sind in den letzten zehn Jahren zahlreiche Artikel erschienen, die wiederholt die größte Sorgfalt beim Blutdruckmessen gefordert haben. Dazu gehört auch unsere Arbeit „Fehlgemessene oder reale Hypertonie" im Journal für Hypertonie [Scherf et al. 2006].

Sogar die Medien haben sich für dieses Problem interessiert. In der Süddeutschen Zeitung vom April 2005 erschien ein Artikel mit der Schlagzeile „Schlendrian am Oberarm".

Blutdruckmessen, eine schwierige, verantwortungsvolle Diagnostik

Die essentielle arterielle Hypertonie hat eine hinterhältige Eigenschaft. Sie entwickelt sich zunächst symptomlos. Oft erfährt der davon Betroffene von seinem Hochdruck bei ganz anderen Anlässen, die ihm zum Arzt führten. Da häufig eine Anamnese (Befunderhebung) nicht viel bringt, bleibt nur der gemessene Blutdruck für die Diagnose der essentiellen Hypertonie übrig.

Das ist für den Arzt eine sehr schwierige und verantwortungsvolle Aufgabe und erfordert sorgfältige Messungen. Die Schwierigkeit der Diagnose „essentielle arterielle Hypertonie" charakterisiert der erfahrene österreichische Blutdruckexperte Universitätsprofessor Dr. Dieter Magometschnigg [2006] folgendermaßen:

„Die physiologische Blutdruckvariabilität von etwa 50 mmHg systolisch und 30 mmHg diastolisch pro Tag auf der einen Seite und die Diagnoseregel, dass die Blutdrücke eines Patienten mit einem einzelnen Patientenwert anhand einer eindeutigen und starren Grenze zu bewerten sind (z. B. Arztmesswert = 140/90 mmHg ist hyperton), passen nicht zueinander. Wenn die Blutdrücke eines Patienten z. B. zwischen 125-175/75-105 mmHg, MW: 150/90 mmHg schwanken und daher dies- und jenseits des Blutdruckgrenzwerts von 140/90 mmHg liegen, wird das Beurteilungsdilemma ganz offensichtlich. Die Einzelwerte ein und desselben Patienten liegen im normotonen und hypertonen Bereich. Das bedeutet, dass sich die Diagnose dieser Person zufallsabhängig innerhalb von Minuten ändern kann.
Die Patientenblutdrücke sind in Ruhe und im Schlaf niedriger als während physischer und psychischer Aktivität. Um die Druckerhöhungen durch die Patientenaktivität hintanzuhalten und nicht in die Diagnose einfließen zu lassen, sollte jede Blutdruckdiagnose mit Hilfe von „Ruheblutdrücken" gestellt werden. Die Illusion der „Ruheblutdrücke" bei der üblichen Arztmessung wird durch die Arbeit von Scherf HP et al. eindrücklich dargestellt. Wenn sich die Menschen entspannen, sinkt ihr Blutdruck innerhalb von 10 Minuten im Mittel (!) um 20/8 mmHg.
Die Frage, die zu beantworten ist, lautet: Was bedeuten Blutdruckänderungen während der körperlichen und psychischen Aktivität bzw. in Ruhe für die Diagnose Hypertonie."

Diese Frage ist noch nicht beantwortet.

In vielen Haushalten gehört das Blutdruckmessgerät zur Hausapotheke. Uns ist bekannt, dass das Unwissen über die komplexen Funktionen des Blutdrucks und der Herz-Kreislauf-Funktionen manchen Besitzer eines der vorgenannten Geräte in Panik versetzen kann. Dazu möchten wir aufklären, denn Sie sollten folgendes wissen. Die Blutdruckmessung in der alltäglichen Diagnostik der arteriellen Hypertonie ist keinesfalls unproblematisch. Sie unterliegt immer wieder kritischen Diskussionen. Sowohl die Klassifikation der Hypertonie (Hypotonie wird gewöhnlich unbegründet vernachlässigt) als auch die Ausführung der Blutdruckmessung wird in einzelnen Ländern unterschiedlich gehandhabt. **Einig sind sich heute die Experten darin, dass mit einer einmaligen Messung keine arterielle Hypertonie nachgewiesen werden kann und darf.** Leider immer noch eher Wunschtraum als praktische Realität.

Die Österreichische Hochdruckliga empfiehlt zur Blutdruckbeurteilung dreißig Messungen ohne Zeitvorgabe. Liegen von den dreißig Messwerten mindestens sieben höher als 135/85 mmHg, dann sei auf eine arterielle Hypertonie zu schließen. Das ist aber eine Blutdruckmessung, die keine konstante Messsituation berücksichtigt und exogene oder endogene Stimulationseffekte beim Patienten außer Acht lässt.

Die deutsche Leitlinie der Deutschen Hochdruckliga zur Diagnostik und Behandlung der arteriellen Hypertonie empfiehlt „wiederholte Messungen“ ohne Angaben zur genauen Anzahl, zum zeitlichen Ablauf der Messungen oder zu den Rahmenbedingungen der Messsituation.“ [Scherf et al. 2006]

An welchem Arm soll gemessen werden?

Des Weiteren besteht keine Klarheit an welchem Arm gemessen werden soll.

„Die Leitlinie zur Diagnostik und Behandlung der arteriellen Hypertonie der Deutschen Hochdruckliga und der Deutschen Hypertoniegesellschaft empfiehlt, dass bei der ersten Konsultation des Patienten die Blutdruckmessung an beiden Oberarmen vorzunehmen ist. In dem Fall, dass die Blutdruckwerte an einem Arm höher sind als am anderen, soll der höchste Wert für die Diagnose verwendet werden.“

„Das Blutdruckforum“ berücksichtigt dies und empfiehlt bei der ersten Vorstellung der Patienten beiderseitige Messungen vorzunehmen, die aber so lange fortgesetzt werden sollen, bis keine Differenzwerte mehr nachzuweisen sind.

Bei wiederholten Messungen sollen die Arme gewechselt werden, d. h. einmal soll mit dem linken Oberarm, das nächste Mal mit dem rechten Oberarm bei beidseitigen Messungen begonnen werden. Des Weiteren wird vom Blutdruckforum empfohlen, bei Rechtshändern links und bei Linkshändern rechts zu messen. Sollten jedoch bei wiederholten Messungen permanent an einem Oberarm erhöhte Werte gefunden werden, soll dieser grundsätzlich für weitere Messungen Verwendung finden.

„Die Deutsche Seniorenliga“ gibt noch konkretere Empfehlungen. Sie empfiehlt, dass dann, wenn an einem Oberarm im Vergleich zum anderen Messwertunterschiede > 10 mmHg festgestellt werden, stets die Seite mit dem höheren Wert zu weiteren Messungen verwendet werden soll. Messwertunterschiede < 10 mmHg sollen nach der Deutschen Seniorenliga keine pathologische Bedeutung haben.“ Hecht et al. ha-

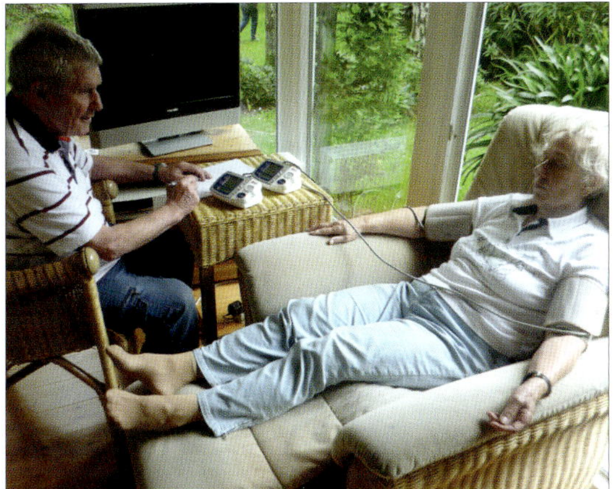

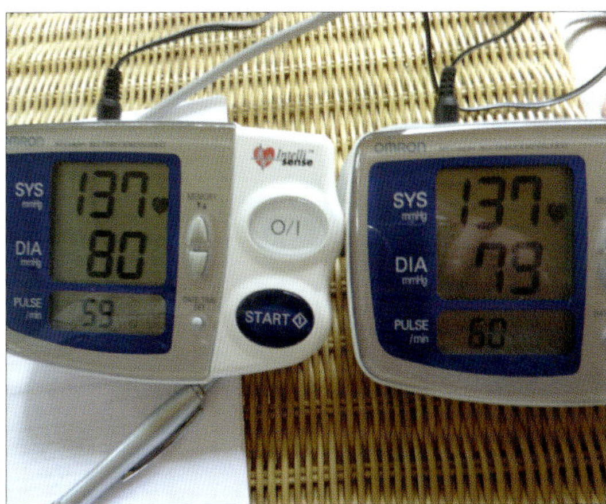

Abbildung 1 (2): Messung des Blutdrucks beidarmig mit zwei Messgeräten gleichzeitig.
a) Messung an beiden Oberarmen mit dem Blutdruckentspannungstest
b) Ergebnisse beidarmiger Messungen
[Archiv Hecht]

ben beidarmige Messungen mit synchron eingestellten Blutdruckmessgeräten vorgenommen und bei Normotonikern und Hypotonikern Differenzen < 10 mmHg gefunden. [Hecht et al. 2011]

Noch ein Problem ist zu betrachten. Größtenteils geht die klassische Medizin davon aus, dass sowohl Plus- als auch Minusabweichungen von einem vereinbarten Referenzwertbereich als „pathologisch" einzuordnen sind, z. B. beim Blutstatus und bei Hormonbestimmungen: Hyperthyreose wird genauso ernst genommen wie Hypothyreose. Bezüglich des Blutdrucks ist eine relativ einseitige Orientierung auf den Hochdruck gerichtet, was auch in Begriffen wie „Hochdruckliga" oder „Journal für Hypertonie" zum Ausdruck kommt. Ist diese Einseitigkeit mit dem Blutdruck aus Gründen der Patientenzufriedenheit gerechtfertigt? Schon Gross [1973] gab die Einschätzung, dass die „arterielle Hypotonie (niedriger Blutdruck) ein Stiefkind der Medizin" sei. Seit dieser Zeit gibt es zwar zur Hypotonie einige wenige neue Erkenntnisse aber prinzipiell hat sich nichts geändert.

Häufig wird bei Einmal-Messungen in der ambulanten und klinischen Praxis der niedrige Blutdruck gar nicht erfasst. Wenn das aber der Fall ist, dann bekommt der Patient vom Mediziner gesagt, dass er damit 100 Jahre alt werden kann. Das ist alles! Ist das wirklich so? Unsere Erfahrungen besagen, dass eine „Verniedlichung" des niedrigen Blutdrucks nicht angebracht ist. Wir konnten zum Beispiel bei Patienten mit niedrigem Blutdruck, die meistens eine Nacken-Schultermuskelverspannung oder bei vorausgegangenem Halswirbelsäulen-Trauma (Verletzung) hatten, Depressionen feststellen [Hecht et al. 2011].

Da Prof. Hecht selbst einen niedrigen Blutdruck hat, war für ihn nicht nur der hohe Blutdruck bedeutungsvoll (mit dem er sich auch Jahre eingehend beschäftigt hat), sondern auch die Menschen, die sich mit den Symptomen eines niedrigen Blutdrucks herumquälen. Übrigens ergaben unsere

Untersuchungen in Deutschland und in der Türkei, dass ca. 40 % der Bevölkerung einen niedrigen Ruheblutdruck haben. Das ist vermutlich der Grund, dass beide Völker eine Vorliebe für Kaffee (und auch für schwarzen Tee) haben.

Fehlmessung des Blutdrucks ist nicht die einzige Schwachstelle bei Herz-Kreislauf-Erkrankungen

Der jetzige Umgang mit dem Blutdruck und mit den damit verbundenen Herz-Kreislauf-Erkrankungen gerät leider immer mehr in Kritik. Das soll nachfolgend verdeutlicht werden.

In einem redaktionellen Bericht des Deutschen Ärzteblatts 104/57 aus dem Jahr 2007 (Seite C2113) von Dr. med. Vera Zylka-Menhorn über den Wiener Europäischen Kardiologenkongress auf dem die EUROASPIRE-III-Studie vorgestellt wurde, ist folgendes zu lesen:

„Wer glaubt, dass Herzpatienten im letzten Jahrzehnt trotz umfangreicher und anspruchsvoller Arzneimitteltherapie gesünder und gesundheitsbewusster geworden sind, der unterliegt einer massiven Täuschung. Das Gegenteil ist der Fall: Mit Ausnahme der Cholesterinwerte hat sich das kardiovaskuläre Risikoprofil (Zigarettenkonsum, Übergewicht, Bluthochdruck, Diabetes mellitus) der europäischen Bevölkerung innerhalb von zwölf Jahren so massiv verschlechtert, dass man eigentlich von einer „Bankrotterklärung“ der Sekundärprävention sprechen möchte. Entsprechend enttäuscht reagierte die Fachwelt auf die Vorstellung der Ergebnisse von EUROASPIRE III anlässlich des Europäischen Kardiologenkongresses in Wien.“

In diesem Bericht wird konkretisiert:

„Die therapeutische Kontrolle des Blutdrucks hat sich seit 1995 nicht verbessert – noch ist jeder zweite Patient hyperton. Die Diabetes-Prävalenz hat sich im Untersuchungszeitraum in Deutschland fast verdoppelt (1995: 13,5 Prozent, heute 22,6 Prozent). Trotz Nichtraucherkampagnen und kardialer Vorschädigung hat sich die Anzahl der Raucher unter den Patienten nicht verringert, rund ein Fünftel kann nicht von der Zigarette lassen. Auch das Körpergewicht stieg im Untersuchungszeitraum stetig an, sodass zuletzt vier von fünf Patienten übergewichtig (BMI > 25) und mehr als ein Drittel sogar fettleibig (BMI > 30) waren.“

Im Widerspruch zu diesen Ergebnissen ist der Verbrauch an blutdrucksenkenden Mitteln in diesem Zeitraum erheblich angestiegen. 1995 erhielten in Deutschland nur 43,6 Prozent der Patienten Betablocker, heute sind es 85 Prozent. Die Verordnung von ACE-Hemmern/AT-II-Blockern stieg von 31,4 auf 72,8 Prozent. Auch Diuretika werden häufiger verordnet. Den größten Zuwachs innerhalb von zwölf Jahren verzeichnen jedoch die Statine; ihr Anteil stieg von 31,1 auf 85,4 Prozent [EUROASPIRE-III-Studie]

Kardiologen auf diesem Europäischen Kardiologenkongress übten aber auch Kritik an den Herz-Kreislauf-Erkrankten. **So wurde die Meinung vertreten, dass manche Patienten das vom Arzt erhaltene Arzneimittelrezept scheinbar als „Ablassschein" betrachten, um weiter „sündigen" zu können.**

Der Londoner Kardiologe Prof. Dr. med. Philip Poole-Wilson fasste diese Situation wie folgt zusammen: **„Die Bevölkerung zieht die Einnahme von Tabletten einer unbequemen Änderung des gewohnten Lebensstils vor."**

In diesem Zusammenhang wird man an den Vers von Eugen Roth erinnert:

„Daß es nicht komme erst zum Knaxe,
Erfand der Arzt die Prophylaxe.
Doch lieber beugt der Mensch, der Tor,
Sich vor der Krankheit, als ihr vor."

Nicht weniger alarmierend als die EUROA-SPIRE-III-Studie ist eine Meldung der Ärztezeitung online vom 29.07.2011 mit der Überschrift „Immer mehr Schwangere mit Schlaganfall (Baby im Bauch, Infarkt im Kopf). Dort wird berichtet: „Neue Zahlen zu den Schlaganfallraten bei Schwangeren in den USA hat jetzt ein Team um Dr. Elena Kuklina von der US-Behörde CDC in Atlanta vorgestellt. Analysiert wurden dabei Daten eines nationalen Registers, das Krankenhausaufenthalte von Schwangeren in den USA erfasst. Die Ergebnisse: Zwischen 1994 und 2007 stieg die Schlaganfallinzidenz von schwangeren Frauen pränatal (vor der Entbindung) von 15 auf 22 pro 100.000 – ein Zuwachs von 47 Prozent.

Postpartal (nach der Geburt) war sogar ein Anstieg von 12 auf 22 pro 100.000 zu verzeichnen – die Rate nahm hier sogar um 83 Prozent zu, berichten die Forscher online in der Zeitschrift ‚Stroke'".

„Typische Risiken nehmen bei Schwangeren zu. Gründe für den deutlichen Anstieg der Schlaganfallrate sehen Kuklina und ihre Mitarbeiter vor allem in einer ungesünderen Lebensweise mit wenig Bewegung, ungeeigneter Ernährung und Übergewicht. So seien auch bei Schwangeren in den vergangenen Jahren zunehmend klassische Schlaganfallrisikofaktoren wie Hypertonie, Diabetes und Herzerkrankungen festgestellt worden.

Umso mehr ist generell die Orientierung auf die Prävention der Herz-Kreislauf-Erkrankungen wichtig. Diese Auffassung setzt sich immer mehr bei den Ärzten durch.

„Patienten benötigen professionelle Unterstützung, um ihren Lebensstil zu ändern und ihre Risikofaktoren wirksam zu managen. Ihnen einfach ein Rezept in die Hand zu drücken, genügt nicht", warnte Prof. David Wood (London) auf dem Europäischen Kardiologenkongress 2007 in Wien. „Patienten müssen die Art ihrer Krankheit verstehen. Das kann nur durch umfassende Präventions- und Rehabilitationsprogramme geschehen, wie sie etwa in der Europäischen Charta für Herzgesundheit vorgesehen sind."

Prof. Dr. Helmut Gohlke, Leiter des Herzzentrums Bad Kroningen (Med Review 14/2007, S. 14): „Mindestens die Hälfte aller kardiologischen Krankheiten und Todes-

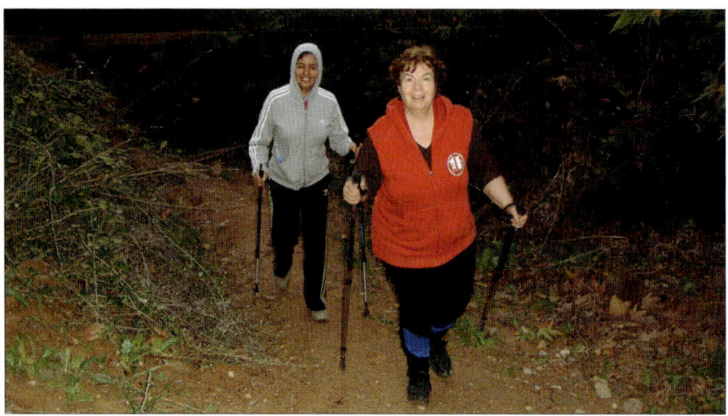

fälle lassen sich allein durch bestmögliche Umstellung des Lebensstils vermeiden – und das ohne Medikamente". **„Zuerst sollte eine Umstellung des Lebensstils erfolgen, die medikamentöse Therapie steht erst an zweiter Stelle".**

Die Änderung des bisherigen Lebensstils gibt den Herz-Kreislauf-Kranken die große Chance wieder gesund zu werden.

Abbildung 2: Hypertonieprävention: Jeden Morgen Nordic Walking gehört zum täglichen Lebensstil [Foto Scherf]

An bewährte Heilmethoden der Antike anknüpfen

Wir verfügen über jahrelange Erfahrungen, die besagen, dass sich der Blutdruck und die Herzfunktion mit einer konsequenten gesunden Lebensweise, vor allem mit regelmäßiger täglicher Bewegung und einer den menschlichen Funktionen angepassten Ernährung, gut im „normalen" Bereich regulieren lassen. Von sehr großer Bedeutung ist dabei das richtige rhythmische Atmen, das in östlichen Behandlungsmethoden und Relaxationstechniken seit Jahrtausenden an erster Stelle aller Therapien steht, aber in der gegenwärtigen Medizin kaum beachtet und unterschätzt wird (z. B. Yoga, Meditation u. a.). Dieses sich Jahrtausende bewährte Therapieprinzip, nämlich das rhythmische Atmen, ist Grundlage des Blutdruckentspannungstests, der zugleich diagnostisches und therapeutisches Instrumentarium darstellt [Hecht et al. 2007].

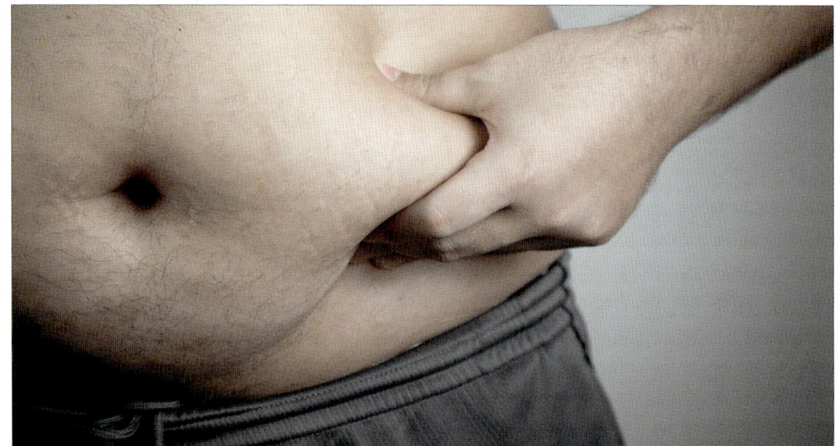

Abbildung 3: Hypertonieprävention: Wenn Bauchspeck runter, dann geht auch der hohe Blutdruck nach unten [Quelle: F. Batmanghelidj 2006]

Was ist der Blutdruck?

Der Blutdruck ist jene Kraft, mit der eine Herzaktion (Herzschlag) das Blut wellenartig durch Kontraktion (Zusammenziehen) des Herzmuskels presst und das Hineinströmen des Bluts in das weit verzweigte Gefäßsystem gewährleistet. Das Blut verteilt sich auf zwei Hauptkreisläufe, den Körper- und den Lungenkreislauf, sowie auf Teilkreisläufe der verschiedenen Organsysteme, z. B. Gehirn, Skelettmuskulatur, Verdauungstrakt, Niere, Herz, Haut (Abbildung 4).

Dabei läuft das Blut durch Gefäße verschiedener Größe, beginnend mit der Aorta (Hauptschlagader) über die Arterien (Schlagadern), die Arteriolen (kleine Arterien), bis in die Kapillaren (feinste Blutgefäße) und dann zurück in die Venolen (kleine Venen), die Venen und großen Venen. Der Blutdruck hat die Aufgabe die Strömung dieses weit verzweigten Blutgefäßsystems zu gewährleisten. Ohne Druck würde kein Blut durch dieses System fließen. Die unterschiedlichen Gefäßgrößen erfordern die Überwindung der Fließwiderstände. Infolgedessen haben wir in den einzelnen Blutgefäßen verschiedene Druckverhältnisse. Auch die Fließgeschwindigkeit ist in den einzelnen Blutgefäßen unterschiedlich. In der Aorta beträgt sie 70 cm/Sekunde, in den Kapillaren 1 mm in drei Sekunden.

Die Blutdruckpulswellen (im täglichen Sprachgebrauch als „Puls" bezeichnet) können in den oberflächlichen Arterien getastet werden. Das geht am besten am Handgelenk. Dabei kann festgestellt werden, wie kräftig und wie schnell das Herz schlägt, d. h. wie groß das Herzschlagvolumen ist. In der indischen und chinesischen Medizin haben die Ärzte die Fähigkeit erlernt, anhand kleinster Veränderungen des Pulses sicher Erkrankungen zu diagnostizieren (Pulsdiagnose).

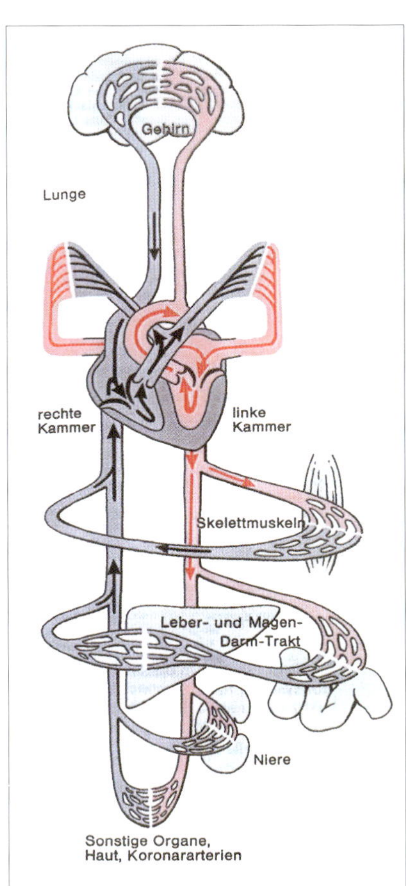

Abbildung 4: Herz-Kreislauf-System eines Menschen mit den beiden Hauptkreisläufen des Körpers und der Lunge sowie mit Nebenkreisläufen verschiedener Organsysteme

[Birbaumer und Schmidt 1996]

In der Oberarmarterie, an der der Blutdruck gemessen werden soll, ist der Druck schon geringer als in der Aorta und er kann bis zum Handgelenk und zu den Fingern weiter abnehmen. Deshalb sollen für die Blutdruckmessung nur Oberarmmessgeräte verwendet werden. Sie geben uns reale und sichere Werte.

Zu erwähnen ist noch, dass ein erwachsener Mensch ungefähr 5 Liter Blut besitzt, welches das Herz und das Gefäßsystem selbst durch den Körper pumpen muss. Das weit verzweigte Gefäßsystem soll mehrere 1.000 km betragen. (Kaum vorstellbar, aber Wirklichkeit.) In Ruhe sollen sich 50 % des Blutes in den Venen befinden, 20 % in den Arterien, der Rest in den Kapillaren und im Herz. In der Tätigkeit oder bei Aktivitäten eines Menschen verändert sich diese Verteilung je nach Bedarf in den einzelnen Organsystemen mit jedem Herzschlag. Der Blutdruck reguliert das Gefäßsystem so, dass zu jeder Zeit die Zellverbände der verschiedenen Organe, entsprechend den Anforderungen der Systeme, ausreichend mit Blut und somit mit Sauerstoff und anderen Energiestoffen versorgt und Stoffwechselendprodukte, z. B. CO_2 (Kohlendioxid), abtransportiert werden.

Herztätigkeit und Blutdruck werden vom Gehirn gesteuert

Das Herz verfügt über ein großes Netz von etwa 40.000 Nervenzellen [Amour er al. 2004]. Man spricht von „Herzgehirn". Dieses Herzgehirn steht mit dem Kopfgehirn, welches über 100 Milliarden Nervenzellen verfügt, über das vegetative Nervensystem in ständigen Wechselbeziehungen.

In den Blutgefäßen befinden sich überall Nervenzellen, die als Barorezeptoren (Druckrezeptoren) bezeichnet werden und die zu jeder Zeit die Druckverhältnisse vor Ort dem Kopfgehirn und dem Herzgehirn signalisieren können. Dieses geschieht je nach Anforderung über das vegetative Nervensystem. Das vegetative Nervensystem kann das Herz langsamer oder schneller schlagen und den Blutdruck höher oder niedriger gehen lassen.

Das Herz vermag zwar auch autonom (unabhängig) seinen Rhythmus zu gewährleisten. Das kann z. B. im Schlaf geschehen. Während der geistigen und körperlichen Tätigkeit werden aber der Herzrhythmus und das Schlagvolumen an Blut/Menge des Bluts, welches aus dem Herz gepresst wird, von dem durch das Gehirn gesteuerten vegetativen Nervensystem reguliert. Das vegetative Nervensystem kontrolliert alle inneren Organe. Es besteht aus zwei funktionellen Elementen: Nervus Sympathikus (gewöhnlich kurz als Sympathikus bezeichnet) und Nervus Parasympathikus (kurz Parasympathikus). Häufig nennt man den Parasympathikus auch Vagus. Der Nervus Vagus (von Vagabund, der Herumlaufende) ist ein weit verzweigtes Nervennetz des Parasympathikus.

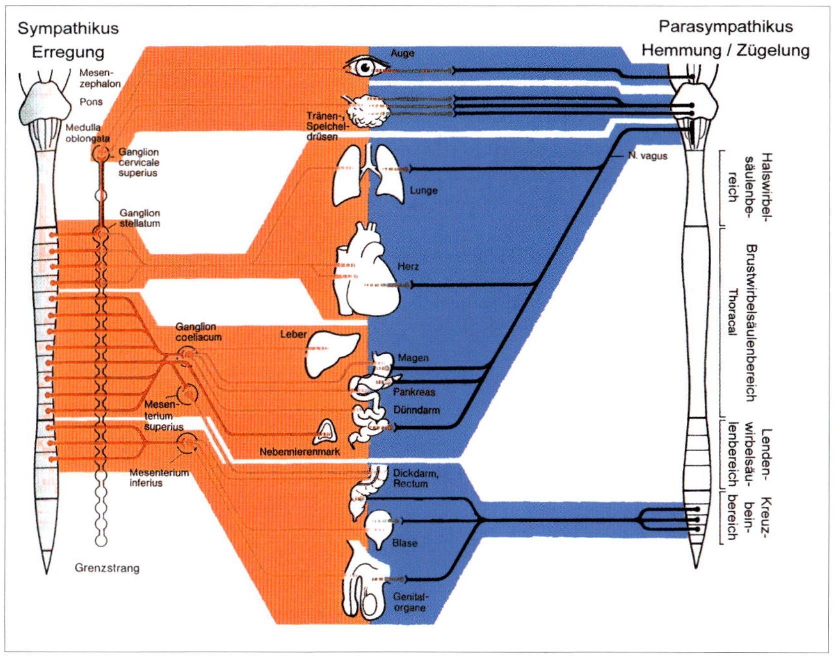

Abbildung 5:
Das vegetative Nervensystem mit seinen beiden funktionellen Elementen Nervus Sympathikus (Antreiber) und Nervus Parasympathikus (Bremser)
(modifiziert nach Birbaumer und Schmidt 1996)

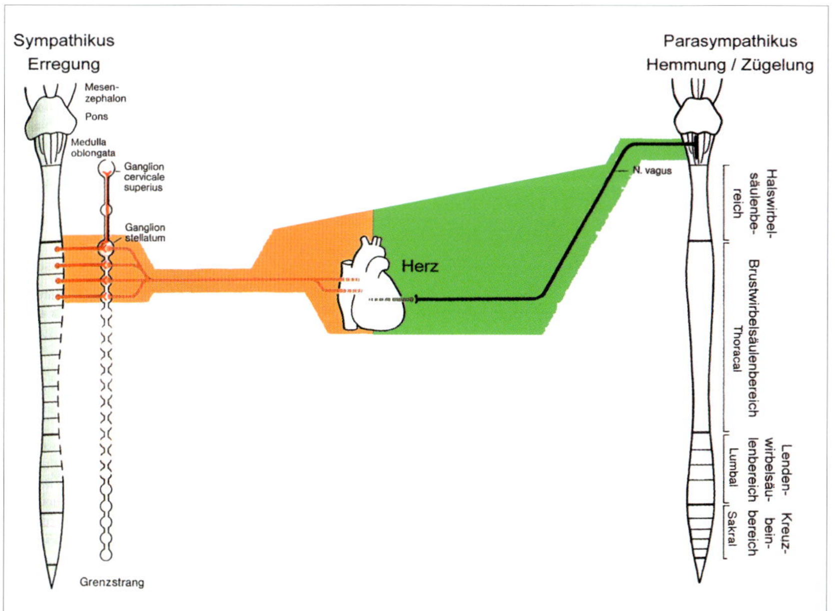

Abbildung 6:
Modell der Regulierung der Herzfunktion durch die Elemente des vegetativen Nervensystems. In diesem Modell wurde zum besseren Verständnis die Herzfunktion aus dem System vegetatives Nervensystem isoliert dargestellt. Das entspricht aber nicht der Realität, weil jedes Organ im vegetativen Nervensystem seine Funktionen auf die der anderen abstimmt, z. B. hat die Atmung immer Einfluss auf die Herzfunktion.
(Archiv Hecht)

Der Blutdruck ist immer in Schwingung

Der Sympathikus wirkt stimulierend auf den Herzrhythmus und erhöht den Blutdruck. Der Parasympathikus wirkt hemmend (bremsend) auf den Herzrhythmus und senkt den Blutdruck. Deshalb unterliegt der Blutdruck wie auch die Herzfrequenz ständig einer außerordentlichen Variabilität. Bei geistigen und körperlichen Anforderungen lässt der Sympathikus den Blutdruck rasch hochschnellen. Dieses Hochschnellen vermag sogar Gedanken oder Angst zu bewirken. Wenn die Anforderung wegfällt, tritt der Parasympathikus in Aktion. Er bremst die Herzfrequenz und senkt den Blutdruck. Man kann sich die Regulation der Herzfrequenz und des Blutdrucks wie ein Gashebel-Bremsen-System eines Autos vorstellen, welches eine Serpentinenfahrt durch das Gebirge vollzieht. Der Gashebeldruck ist die Stimulierung des Sympathikus, der Bremsendruck ist die Stimulierung des Parasympathikus. Bei jedem Herzschlag können sich Herzfrequenz und Blutdruck verändern, d. h. 60 Mal in der Minute. Solche kontinuierlichen Blutdruckmessungen lassen sich in erster Linie intravasal, d. h. über eine in der Arterie (z. B. in der Ellenbeugearterie oder Halsschlagader) befindliche Kanüle, die mit einem Blutdruckmess-System verbunden ist, durchführen. Auf diese Weise erhält man Kurvenverläufe mit der normalen Variabilität; so etwa wie in Abbildung 7 zu sehen.

Die intravasale Messmethode ist sehr genau, aber unangenehm, sogar belastend und nicht risikofrei für den zu Untersuchenden. Deshalb hat sich seit über 100 Jahren die Riva-Rocci-Methode am Oberarm durchgesetzt, die den Blutdruck indirekt misst. Diese ist sehr einfach durchzuführen, aber sehr ungenau. Da Messungen nur in größeren Intervallen, auf jeden Fall nicht weniger als in Minutenabständen, vorgenommen werden, kann man die ständigen normalen Schwankungen, die bis zu 60 Mal in der

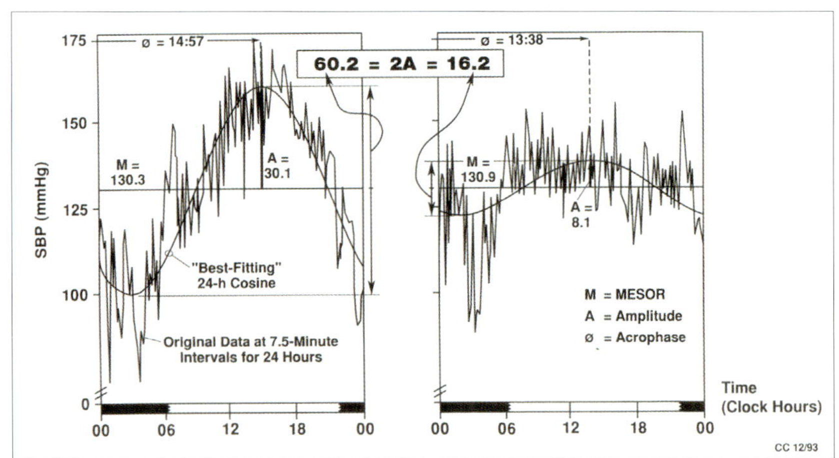

Abbildung 7: Tagesverläufe des systolischen Blutdrucks von zwei gesunden Männern (links 60 Jahre, rechts 44 Jahre alt) mit unterschiedlicher Amplitude des zirkadianen (tages) Rhythmus und der normalen Variabilität der einzelnen Blutdruckwerte. Die schwarzen Balken unten charakterisieren die Schlafzeit [Halberg 1986]

Minute vorkommen können, nicht erfassen. Das muss man wissen, wenn der Blutdruck mit der Riva-Rocci-Methode gemessen wird. Faktisch erfasst man nur einen einzigen Wert von 60, wenn man im Minutenintervall misst. Deshalb ist eine einzige Messung keinesfalls die absolute Wahrheit, wie dies Prof. Dr. Magometschnigg [2006] deutlich zum Ausdruck gebracht hat. Die fortlaufende Herzfrequenz lässt sich besser messen und somit die ausgeprägte Variabilität erfassen. Das ist z. B. möglich durch elektrophysiologische Vorgänge, d. h. über das bekannte Elektrokardiogramm (EKG). Aber auch durch Pulsmessungssensoren, z. B. an der Fingerkuppe.

Die außerordentliche Variabilität der Blutdruckwerte bereitet auch Schwierigkeiten bei der Festlegung von Normalwerten und Grenzwerten für den hohen Blutdruck [Middeke et al. 2006]. Zum klareren Verständnis verweisen wir hier noch einmal auf das Zitat des bekannten österreichischen Universitätsprofessor Dieter Magometschnigg (Seite 11), der sich jahrelang mit dem Bluthochdruck und dessen objektiver Messung beschäftigt hat: Dieser von Magometschnigg dargelegte Erkenntnis- und Erfahrungsstand (der sich mit unserem 1:1 deckt) muss beim Blutdruckmessen unbedingt beachtet werden, um Fehldiagnosen und Fehlbehandlungen zu vermeiden [Scherf et al. 2006].

Herzfrequenzvariabilität ist die physiologische Norm

Mit der fortlaufenden Registrierung der Herzfrequenz können feinere Befunde erhoben werden als mit der fortlaufenden Messung des Blutdrucks mit der relativ groben Riva-Rocci-Methode. Das möchte ich (K. Hecht) nachfolgend beschreiben. In den Jahren 1997-1999 traf ich mit Ärzten und Psychologen des HeartMath-Instituts aus Boulder Creck, Kalifornien auf dem jährlich in Montreux (Schweiz) stattfindenden Stresskongress zusammen. Dieses Institut, dessen Direktor damals Prof. Dr. Rollin McCraty war, beschäftigte sich unter diagnostischen und therapeutischen Aspekten mit der Herzkohärenz, also dem optimalen Wechselspiel zwischen Kopfgehirn und Herzgehirn. Laut Duden ist Kohärenz etwas Zusammenhängendes, etwas Zusammengeführtes. Der Konzeption der Herzkohärenz liegen die Wechselbeziehungen zwischen Herzschlag und der von Gehirn gesteuerten Sympathikus-Parasympathikus-Regulation zugrunde. Nach den Erkenntnissen der Mitarbeiter des HeartMath-Instituts ist die Herzfrequenzvariabilität die normale Funktion des Herzens. Das Herz eines Menschen schlägt nie regelmäßig. Es schlägt mal langsamer, mal schneller. Zum einen sind die Intervalle zwischen zwei Herzschlägen mal länger zum anderen mal kürzer.

Im HeartMath-Institut wird der Puls über einen Sensor von der Fingerkuppe gemessen. Der Sensor ist mit einem Laptop verbunden. Mittels eines Programms kann man den Kurvenverlauf der Herzfrequenzvariabilität sichtbar machen und beobachten.

Herzfrequenzvariabilität in Kohärenz oder Chaos?

Abbildung 8:
Schematische Darstellung der Kohärenz-Chaos Konzeption des kalifornischen HeartMath-Instituts auf der Basis der Wechselbeziehung zwischen Gehirn und Herzfunktion
(nach Rollin McCraty 1998, modifiziert durch Hecht)

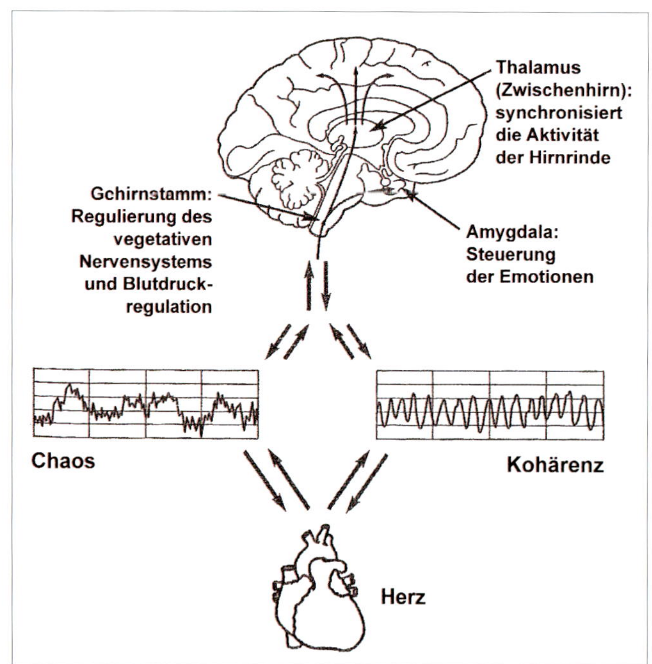

Im Laufe eines Tages kann man beobachten, wie sich die Herzvariabilität im Chaos oder in Kohärenz, d. h. im Gleichgewicht zwischen beiden Hirnfunktionen befindet (Abbildung 8). Stress, Depression und Angst schaffen Chaos in der Herzfrequenzvariabilität (links im Bild). Wenn der Mensch sich auf die Herzfunktion oder auch auf die rhythmische Atmung konzentriert und dabei an etwas Positives denkt, ordnet sich die Herzfrequenzvariabilität als Zeichen der Kohärenz zwischen Gehirn- und Herzfunktion (im Bild rechts). Der Mensch fühlt sich dabei wohler und kann klarer denken. Die Mitarbeiter des HeartMath-Instituts stellten nämlich fest, dass positive Gefühle die Konzentration des Menschen auf sein Inneres, sowohl die Herztätigkeit als auch die Gehirntätigkeit, positiv, leistungsstimulierend beeinflussen, also Kohärenz herstellen. Hirn- und Herzaktivität stellen eine Einheit dar.

Man muss wissen: Wir können durch konzentriertes Atmen, Inneneinkehr und positives Denken und Fühlen unsere Herzfunktion und Hirnfunktion optimal regulieren. Wie schon erwähnt, geht das mit dem Blutdruck in gleicher Weise. Der Blutdruck wird von Kennern als der „Seismograph der Seele“ bezeichnet (siehe Kapitel 4)

Wir müssen aufgrund des derzeitigen Erkenntnisstands davon ausgehen, dass Herzfunktionen und die Blutdruckregulation, die eine untrennbare regulative Einheit darstellen, keine reinen körperlichen (physiologischen) Funktionen sind, sondern neuropsychophysiologische (d. h. neuropsychokardiologische) Funktionen. Es wird allerhöchste Zeit, dass diese Tatsache in Diagnostik und Therapiekonzeptionen unbedingt berücksichtigt wird, weil psychische Prozesse die Blutdruckmessung erheblich beeinflussen können. **So wie es eine Psycho-Neuro-Immunologie gibt, so gibt es auch eine Psycho-Neuro-Kardiologie.** Sowohl Kranke als auch Gesunde sollen diese Tatsache zur Kenntnis nehmen, weil statt Medikation eher Relaxation, Stressbeherrschung und Inneneinkehr angebracht wäre, wenn der Blutdruck längere Zeit erhöht ist.

Zur Kohärenzkonzeption

Weitere Erkenntnisse der Kohärenzkonzeption des kalifornischen HeartMath-Instituts:

1. Die Herzfrequenzvariabilität ist eine oder besser die normale Funktion des gesunden Menschen. Am ausgeprägtesten ist sie beim Säugling. Wenn sie nicht mehr vorhanden ist, d. h. wenn alles gleich verläuft: Herzschlag, Intervalle zwischen zwei Herzschlägen, so ist das ein Zeichen der Regulationsstarre und des bevorstehenden Todes. Mit der Herzfrequenzvariabilität ist auch der psychobiologische Alterungsprozess zu messen. Sie nimmt mit zunehmendem Alter ab.
2. Die Kohärenz der Herz-Hirntätigkeit ist durch unsere geistig-emotionelle Tätigkeit, durch unser Bewusstsein herbeizuführen, z. B. durch positives Denken und Fühlen, durch konzentriertes Atmen, durch Meditation und Yoga. Mit diesen einfachen Techniken kann man Ordnung in seinem Inneren schaffen und Lebensqualität und Leistungsfähigkeit optimieren.
3. Chronischer Stress, posttraumatisches Stresssyndrom, Angst, Depressionen schaffen Chaos und zerstören die Kohärenz zwischen Herz und Gehirn. Folge davon sind Schlafstörungen, hoher Blutdruck, Rückenschmerzen. Anfälligkeit für Infektionen, Impotenz, Unfruchtbarkeit u. a.
4. Diesen Belastungen der gegenwärtig stark gestressten Gesellschaft kann man mit Herbeiführen der Kohärenz, wie schon erwähnt, durch Konzentration des Bewusstseins auf rhythmisches Atmen und positiven Gedanken und Gefühle, entgegen wirken.

Jede stressbedingte Herzbeschleunigung und jeder stressbedingte hohe Blutdruck kann auf diese Weise normalisiert werden. Dieses einfache auf sich und auf seine Herz- und Atmungsfunktion mit positiver Einstellung Wirken ist das Grundprinzip aller östlichen Relaxationstechniken wie Meditation und Yoga.

Mit der Kohärenzmethode wurde im HeartMath-Institut auch festgestellt, dass klassische Musik zur Kohärenz zwischen Kopf- und Herzgehirn und seelischen Ausgeglichenheit führen kann. Pop- und Rockmusik schafft dagegen Chaos. Damit ist auch zu erklären, dass Popstars den Alkohol und den Drogen verfallen und häufig nicht sehr alt werden. Das sollte in der Prävention von Herz-Kreislauf-Erkrankungen, besonders bei jungen Menschen, beachtet werden.

Fazit: Herzrhythmus und Höhe des Blutdrucks sind eine funktionelle Einheit, die in Wechselbeziehung zu den Hirnfunktionen steht. Die Herzfrequenz und der Blutdruck sind selbst in körperlicher Ruhe nicht als konstante Größen zu bewerten. Die Kohärenzmethode des kalifornischen HeartMath-Instituts könnte in der Diagnose der essentiellen Hypertonie eine wertvolle Ergänzung sein. Damit wäre eine größere Sicherheit für die Diagnose arterieller Hypertonie möglich. Das heißt es werden dringend psychoneurokardiologische Diagnostik und Therapie (analog zum HeartMath-Institut) benötigt.

Wie wird der Blutdruck gemessen?

Die Riva-Rocci-Methode

Die heute am weitesten verbreitete indirekte Messung zur Bestimmung der Höhe des systolischen und diastolischen Blutdrucks am Oberarm ist die als Riva-Rocci bezeichnete Methode. Das Kürzel dafür „RR" wird in Fachkreisen für die Bezeichnung des gemessenen Blutdrucks verwendet.

Der Erfinder war der italienische Pädagoge und Internist Scipione, Riva-Rocci (1863-1937). Das Ursprungsmodell dieser Messmethode ist wie folgt zu beschreiben:

Eine aufblasbare Manschette wird um den Oberarm gelegt. Mit einer Gummiballpumpe wird die Manschette soweit aufgepumpt, bis die Oberarmarterie völlig zugedrückt ist. Dann wird mittels eines Ventils an der Gummiballpumpe der Manschettendruck langsam abgelassen. Gleichzeitig wird in der Ellenbeuge ein Stethoskop (Hörinstrument) auf die dort befindliche „Arteria radialis" gelegt. Wenn beim Ablassen der Manschettendruck gleich dem Druck in der Oberarmarterie ist, beginnt das sogenannte Korotkow-Geräusch im Takt des Herzschlags. Der Beginn dieses Geräusches signalisiert den Wert des systolischen Blutdrucks. Er ist jener Druck, mit dem das Blut durch Kontraktion aus dem Herzen gepresst wird. Wenn das Geräusch aufhört, ist der Wert des diastolischen Blutdrucks erreicht. Das ist der Druck der existiert, wenn sich das Herz dilatiert (erweitert). In Abbildung 9 ist der Messvorgang dargestellt. Oben sehen Sie das Modell des Korotkow-Geräusches. Es beginnt nach der 3. Herzaktion (Herzschlag). Die erfassten Druckdaten werden auf eine mit der Manschette verbundene Quecksilberröhre übertragen. Diese ist graduiert, so dass der gemessene Blutdruck abgelesen werden kann. Nicolai Korotkow war ein russischer Chirurg und lebte von 1874-1920 in St. Petersburg und Moskau.

Der Blutdruck wird in Millimeter Quecksilbersäule ausgedrückt (mmHg). Dies bedeutet, dass an der Stelle der Messung in den elastischen Strukturen der Gefäßwand eine Kraft vorhanden war, die die Quecksilbersäule in einer bestimmten Anzahl von Millimetern nach oben gedrückt hat. Bei der Angabe wird immer der systolische Blutdruck als erste und der diastolische Blutdruck als zweite Zahl angegeben, z. B.: RR = 120/80 mmHg.

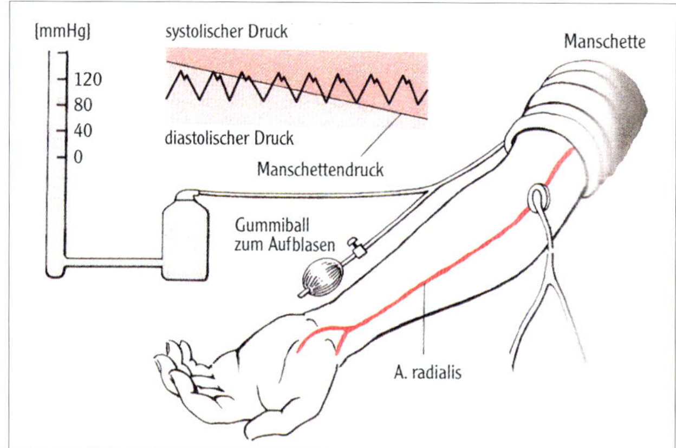

Abbildung 9: Klassischer Messvorgang mit der indirekten Methode nach Riva Rocci [Birbaumer und Schmidt 1996]

Diese klassische sogenannte auskultatorische Methode soll heute nicht mehr angewendet werden, vor allem, weil das Quecksilber eine Umweltgefahr bedeutet.

Diese einfache Art der Messung unterliegt auch der Kritik und zwar wegen Ungenauigkeiten, die bei der Messung auftreten können. Als Fehler werden angeführt:

1. Hörfehler (zu spätes/frühes Hören des Korotkowgeräusches übers Stethoskop)
2. Ablesefehler an der graduierten Quecksilbersäule, z. B. wenn der Druck zu schnell abgelassen wird
3. das Aufpumpen per Ball kann nicht standardisiert werden (zu hoch, zu schnell)
4. das Ablassen kann nicht standardisiert werden (zu schnell)

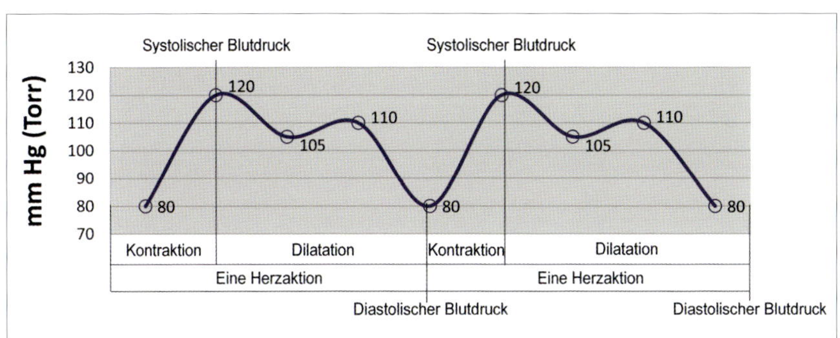

Abbildung 10: Darstellung des Blutdruckverlaufs von zwei Herzaktionen
Kontraktion = Zusammenziehen des Herzmuskels
Dilatation = Erschlaffung des Herzmuskels
[Archiv Hecht]

Automatische Blutdruckmessgeräte

Um Messfehler zu vermeiden, hat man automatische Geräte, die entsprechend der Quecksilbersäule geeicht worden sind, mit „künstlicher Intelligenz" entwickelt. Bei ihnen ist Aufpumpen und Ablassen standardisiert. Es wird nicht höher aufgepumpt als notwendig, was mit der Hand mittels Gummiballpumpe überhaupt nicht möglich ist. Der Messvorgang verläuft automatisch. Der systolische und diastolische Blutdruckwert und die Herzfrequenz werden digital angezeigt. Häufig besitzen diese Geräte auch Speicher für 10-30 Blutdruckmessungen. Wir verfügen über 30 Jahre Erfahrungen mit verschiedenen automatischen Messgeräten.

Zum Armumfang die richtige Manschette

Beim Blutdruckmessen ist auch die Größe der Manschette von Bedeutung, weil der Armumfang bei jedem Menschen anders sein kann. Die Standardmanschette ist gewöhnlich für einen Armumfang von 22-32 cm ausgelegt. Für dickere Oberarme gibt es Manschetten von 32-42 cm (Abbildung 12). Oberarme mit einem Umfang von mehr als 42 cm bedürfen spezieller, also größerer Manschetten. Wenn mit kleineren Manschetten gemessen wird, gibt es falsche Werte. Neuerdings gibt es auch Manschetten, die für

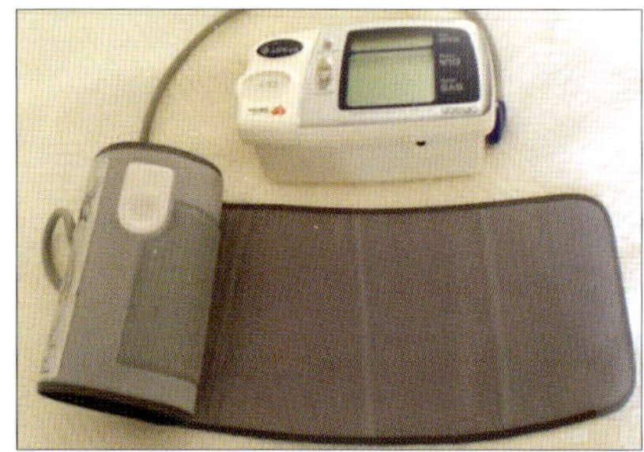

Abbildung 11: Automatisches Blutdruckmessgerät mit künstlicher Intelligenz und Schalenmanschette (22-42 cm Armumfang) [Archiv Hecht]

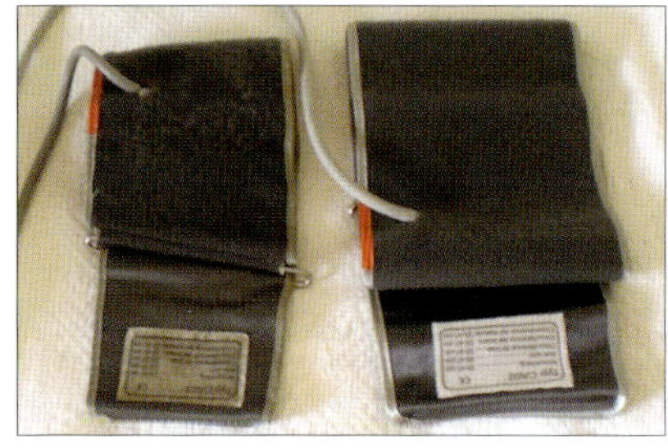

Abbildung 12: Oberarmmanschetten: links 22-32 cm und rechts 32-42 cm [Archiv Hecht]

Armumfänge von 22-42 cm (Abbildung 11) geeignet sind. Diese sind zu empfehlen. Es gibt auch Kinderoberarmmanschetten von 14-22 cm, die auch bei Erwachsenen (bei zarten Frauen mit dünnen Oberarmen) Anwendung finden sollten.

Des Weiteren ist zu beachten, dass sich an den Manschetten keine Metallschiene befindet, die auf den Oberarm drückt und Schmerzen verursacht. Dadurch können höhere Blutdruckwerte erzielt werden.

Manche automatische Geräte verfügen über einen Piepton, der die Korotkow-Geräusche signalisiert. Das ist reiner Unsinn, weil durch die Pieptöne der Blutdruck zum Ansteigen gebracht werden kann. Wir haben stets den Piepton entfernen lassen, wenn er im Gerät eingebaut war. Genauso störend wirkt das sprechende Blutdruckmessgerät, welches die Werte nach jeder Messung ansagt.

Wenn Arhythmien vorliegen, die man an automatischen Geräten beobachten kann, sind ungenaue Messergebnisse möglich. Das Messgerät signalisiert dies als „Error".

Langzeit-Blutdruckmessungen

Die bekannte Blutdruckvariabilität und der bekannte tagesrhythmische Verlauf haben Anlass gegeben, Langzeituntersuchungen mindestens über 24 Stunden durchzuführen. Dabei wurden verschiedene Methoden ausprobiert, in dem Bestreben möglichst direkt und fortlaufend zu messen.

Die genaueste Messmethode ist, wie bereits erwähnt, die blutige, als intravasale bezeichnete. Hier wird der Messfühler über eine Kanüle in eine Arterie, z. B. Arterie brachiales (Ellenbeuge), aber auch an der Halsarterie angebracht. Diese Methode ist sehr belastend und nicht praktikabel.

Die Finapress-Methode des tschechischen Arztes Dr. Penaz ist so angelegt, dass eine kontinuierliche, nicht invasive,

Abbildung 13: 24h-Blutdruckprofil, Patient 69 Jahre, 04.05.2007 [Hecht et al. 2007]

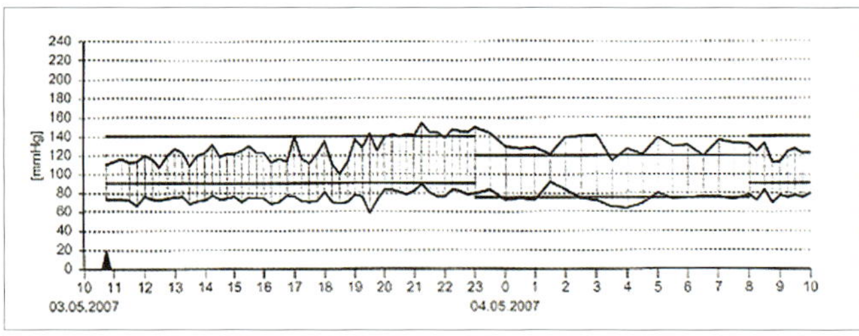

arterielle Blutdruckmessung am Finger durchgeführt wird. Diese Methode hat sich in der Praxis nicht bewährt. K. Hecht hat diese in den siebziger Jahren selbst erprobt und nicht als praktikabel befunden. Es gibt noch eine Reihe weiterer derartiger Methoden, die sich nicht durchgesetzt haben.

So ist letztendlich nur die Riva-Rocci-Methode übrig geblieben, mit der Langzeituntersuchungen durchzuführen sind. Diese wird gewöhnlich für die Dauer von 24 Stunden eingesetzt. Dabei wird je nachdem in Intervallen von 10, 15, 20 oder 30 Minuten automatisch eine Riva-Rocci-Messung am Oberarm vorgenommen. Sinnvoll ist es, wenn einhergehend mit der Messung ein Tätigkeitsprotokoll geführt wird, um diese Tätigkeiten mit Veränderungen der Blutdruckwerte in Übereinstimmung zu bringen.

Nicht alle Patienten sind mit dieser 24-Stunden-Messung zufrieden, weil ihr Schlaf durch das Aufpumpen in der Nacht gestört wird. Dies ist unbedingt zu beachten, um keine Fehldiagnosen zu stellen. Auf der Abbildung 13 zeigen wir eine 24-Stunden-Untersuchung mit einem Anstieg des Blutdrucks während der Schlafzeit. Gleichzeitig haben wir mit einem automatischen ambulanten elektrophysiologischen Schlafanalysator den Schlaf gemessen. Aus dem Schlafprofil geht hervor, dass der Untersuchte ständig geweckt wurde (Abbildung 14 oben) und sich dadurch gestresst fühlte. Der Stress hat aber die Blutdruckwerte ansteigen lassen. In der Nacht ohne Blutdruckmessung hatte der Untersuchte ein fast normales Schlafprofil (Abbildung 14 unten). Unseres Erachtens wäre es korrekter, wenn bei 24-Stunden-Blutdruckmessungen gleichzeitig auch der Schlaf mit gemessen würde, um Fehldiagnosen zu vermeiden. Wir benötigen unbedingt eine Somnokardiologie (Schlafkardiologie). Während des Schlafs lassen sich nicht selten Funktionsstörungen des Herzens erkennen, die am Tage nicht sichtbar werden. Das sind jedenfalls unsere Erfahrungen.

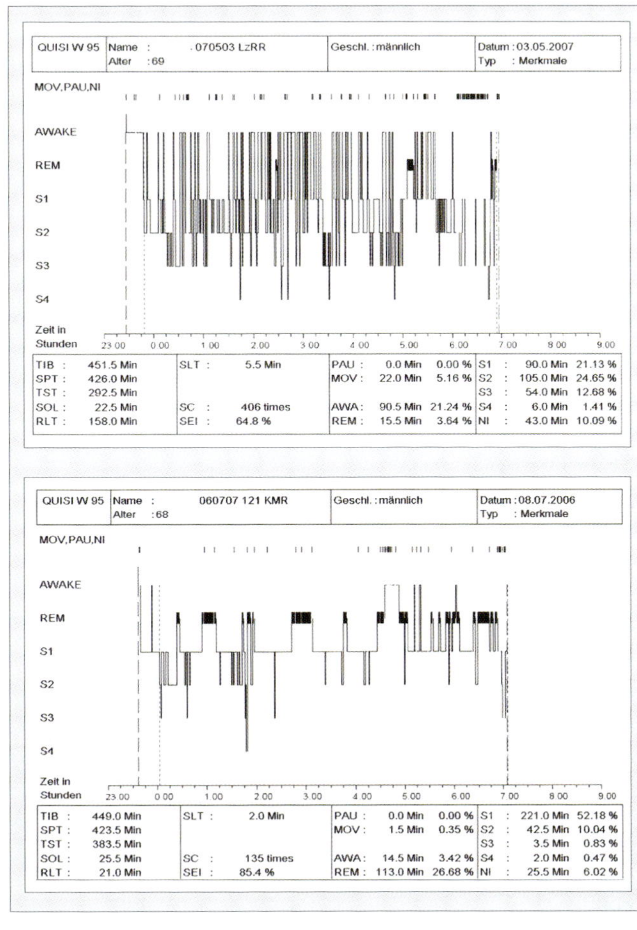

Abbildung 14: Schlafprofil des 69jährigen Patienten in der Nacht 03./04.05.2007 in der die Langzeitblutdruckmessung vorgenommen wurde (oben) und ohne 24h-Butdruckmessung (unten) [Hecht et al. 2007]

Es gibt auch jahreszeitliche Abhängigkeiten des Blutdrucks, wie in Abbildung 15 demonstriert wird. Im Laufe eines 24-Stunden-Rhythmus wurden im Herbst (November), vor allem nachts, höhere Blutdruckwerte gemessen als im Sommer (Juni). Das sollte unbedingt beachtet werden, um Fehldiagnosen und vor allem Fehlmedikationen zu vermeiden.

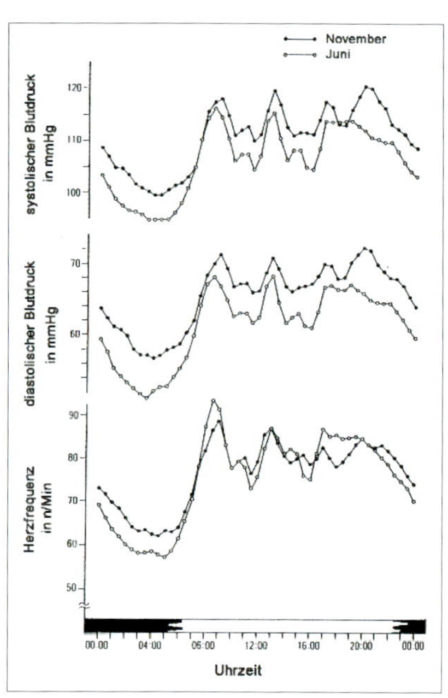

Abbildung 15: Jahreszeitliche Abhängigkeit der tagesrhythmischen Verläufe des Blutdrucks und der Herzfrequenz. Mittelwerte von gesunden weiblichen Personen. Im November sind naturgemäß höhere Blutdruckwerte zu registrieren als im Juni [Otsuka et al. 1992]

Langzeituntersuchungen unter chronobiologischen Aspekten

Diese 24h-Messung, wie sie üblich ist, unterliegt auch einer Kritik bezüglich der Datenanalyse. Gewöhnlich werden die Daten der Nacht und des Tages jeweils als Mittelwerte zusammengefasst. Zeitreihendaten wie die 24h-Messungen dürfen nach statistischen Regeln nicht gemittelt werden. Nach dem heutigen Erkenntnisstand wäre eine chronobiologische Analyse angezeigt. Wir möchten aber zu diesem Problem den weltberühmten chronobiologischen Wissenschaftler, unseren Freund Franz Halberg, sprechen lassen:

„Franz Halberg ist Direktor der Chronobiologischen Laboratorien an der Universität von Minnesota in Minneapolis. Er ist Begründer der wissenschaftlichen Chronobiologie und Koordinator der internationalen „Womb-toTomb Chronome"-Initiative in der Wissenschaftler aus mehr als 30 Ländern vereinigt sind. Sein breites Interesse schließt die Entwicklung von Methoden für die Datenanalyse ebenso ein wie die Ableitung von zeitspezifischen Referenzwerten für eine verfeinerte Gesundheitsdefinition und die Früherkennung von Risikofaktoren bzw. die Diagnose früher Erkrankungsstadien sowie – falls notwendig – die Herleitung chronobiologisch sinnvoller Behandlungszeiten."

Prof. Dr. mult. Franz Halberg vertritt zur Blutdruckmessung folgende Auffassung:

„Der Blutdruck ist das Beispiel einer Variablen, die dem zirkadianen Rhythmus und auch Rhythmen mit anderen Frequenzen unterliegt. Diese Variabilität des Blutdrucks kann entweder eine enorme Fehlerquelle oder aber eine neue zur Vorbeugung,

Diagnose und Therapie unentbehrliche Dimension sein. Konventionelle biomedizinische Messungen beziehen sich bislang zumeist nur auf isolierte Werte, die als zu hoch, zu niedrig oder als normal interpretiert werden. Diese Einschränkung gilt für jede konventionelle Blutdruckmessung, die zu beliebigen, dem ärztlichen Personal und/oder dem Patienten gelegenen Zeiten durchgeführt wird. Die gleiche Einschränkung gilt sogar für kontinuierliche automatische Messungen während 24 Stunden, wenn diese nur als Mittelwert berechnet und interpretiert werden. In diesem Fall würde die funktionelle Variabilität des Blutdrucks Grundlage einer Fehlerquelle sein.

Die Chronobiologen gehen einen neuen Weg und verarbeiten diese Daten mit biorhythmometrischen Methoden auf der Basis von Datenzeitreihen und können auf diese Weise die Variabilität der Körperfunktionen kontrollieren und zielgerichtet Zeitpunkte für die Therapie und Prophylaxe wissenschaftlich fundiert festlegen. Für unsere Zwecke wird ein zeitlich gesteuertes elektronisches Blutdruckmessgerät verwendet, mit dem durch Selbstmessungen Daten für eine Zeitreihe gewonnen werden können.

Die Messungen zu den entsprechenden Zeitpunkten müssen natürlich exakt eingehalten werden. Für chronobiologische Untersuchungen ist ein tragbares leichtgewichtiges Biomonitoringsystem mit der Möglichkeit kontinuierlicher Blutdruckmessungen am günstigsten. Bei der Gewinnung der Daten für Zeitreihen müssen ihre Anzahl, zeitliche Folge (Intervalle) und Zeitpunkte genau zu bestimmen sein.“ [Halberg und Freytag 1989]

Abbildung 16: Prof. Dr. mult. Franz Halberg nach der Überreichung der Ehrendoktorwürde der Moskauer Universität der Völkerfreundschaft 2005

(Archiv Hecht)

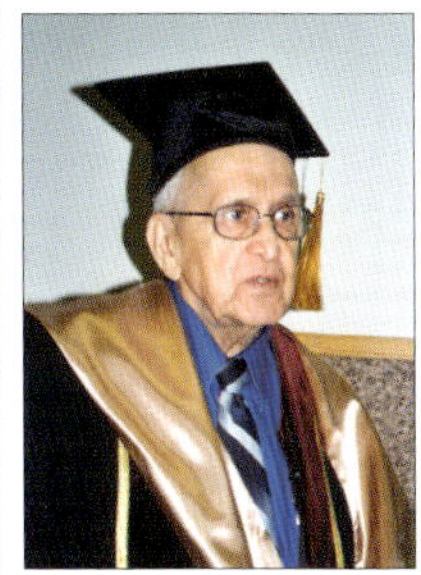

CHAT – Ein sicheres Kriterium für eine arterielle Hypertonie

Prof. Dr. mult. Franz Halberg bezeichnet die zeitlichen Schwankungsmuster eines variablen Messverlaufs als Chronom. Bei Messungen an Menschen und Tieren setzen sich diese aus einem deterministischen (regelrechten) und einem chaotischen Anteil zusammen. Mittels rechnergesteuerter Analysen lassen sich die regelmäßigen Rhythmen von den zufälligen Schwankungen trennen. Dieses auf diese Weise gefundene Chronom (rhythmischer Ablauf eines gemessen Vorgangs) zeigt bei sehr frühen Störungen des Blutdrucks und des Herzrhythmus Abweichungen. Derartige übermäßige Abweichungen des Chronoms nennt Prof. Dr. mult. Franz Halberg CHAT, den er wie folgt definiert:

„CHAT (Circadian Hyper-Amplitude-Tension = Zirkadianer Hyperamplituden-Blutdruck) ist definiert als Blutdruckamplitude, die im Tagesverlauf (d. h. zirkadian) das obere akzeptable Vorhersageintervall des Blutdrucks überschreitet, und zwar bei 95 %iger Akzeptanzwahrscheinlichkeit, im Vergleich zu gesunden Vergleichspersonen entsprechenden Alters und Geschlechts.“

Mit Hilfe dieser Methode, mit der Franz Halberg und sein internationales Team zirkadiane Rhythmen des Blutdrucks oder/und der Herzfrequenz an sieben aufeinander folgenden Tagen aufzeichneten, können diagnostische Feinheiten verifiziert und sehr früh Risiken für Hypertonie, Schlaganfall und Herzinfarkt prognostiziert werden. Zirkadianer Rhythmus: Zirka = etwa; dian = auf den Tag bezogen, von dies (lateinisch) = Tag abgeleitet.

Aus unserer Sicht könnte mit der Halberg'schen Methode ein größerer diagnostischer Gewinn aus Langzeit-Blutdruck- und EKG-Untersuchungen herausgeholt werden, als aus der heutigen Mittelwertbildung. Sicherlich ist die Halberg'sche Methode aufwendiger, aber auch viel sicherer und viel genauer.

Schließlich soll noch eine kurze Bemerkung zu den Handgelenkblutdruckmessgeräten, die ebenfalls nach dem Riva-Rocci-Prinzip funktionieren, gemacht werden. Eigene Erfahrungen besagen, dass diese nicht genau messen und für eine sichere Diagnose des hohen und niedrigen Blutdrucks wenig geeignet sind. Der klassische Ort der Riva-Rocci-Methode ist der Oberarm. An dieser Körperstelle ist es schon nicht einfach, saubere Werte zu bekommen. Am Handgelenk ist das noch problematischer. Bei älteren Menschen sind die Handgelenkarterien nicht sehr elastisch. Fehlmessungen können daher nicht ausgeschlossen werden. Die Haltung der Hand erfordert Konzentration und bewirkt stets höhere Werte als real.

Auf mögliche Messungen an beiden Oberarmen haben wir schon eingangs verwiesen. Wenn an beiden Armen gemessen werden soll, dann gleichzeitig mit zwei synchron geschalteten automatischen Geräten. Die normale Variabilität der Blutdruckregulation verbietet ein hintereinander erfolgendes Messen erst an einem, dann am anderen Oberarm. Das heißt, es muss zeitgleich an beiden Oberarmen gemessen werden.

Da Herz- und Blutdruckfunktionen vom Gehirn gesteuert werden, sind psychische Prozesse, die den Blutdruck erhöhen können, mit zu beachten. Wie das kalifornische HeartMath-Institut festgestellt hat, können negative Emotionen wie Angst, Ärger, Stress und Konflikte Chaos in der Regulation verursachen. Positive Gedanken, positive Emotionen und meditatives Atmen dagegen Kohärenz. Deshalb sollte auch der Blutdruck so gemessen werden, dass sich die Hirn- und Herzfunktion des Menschen in Kohärenz befindet. Nur so sind verwendbare Daten zu gewinnen. Eine diesbezügliche Möglichkeit bietet der Blutdruckentspannungstest, der im nächsten Kapitel beschrieben wird.

Abbildung 17:
An sieben aufeinander folgenden Tagen vorgenommene kontinuierliche Messung des Blutdrucks. Die Erhöhung der Amplitude, die nicht jeden Tag nachzuweisen ist, ist der CHAT. Die Methode hat sich als genaue und vor allem sicher prognostizierend erwiesen, so dass rechtzeitig Prävention und Therapie eingeleitet werden konnten.
[Otsuka et al. 1992; Katinas et al. 2003; Cornélissen et al. 2003]

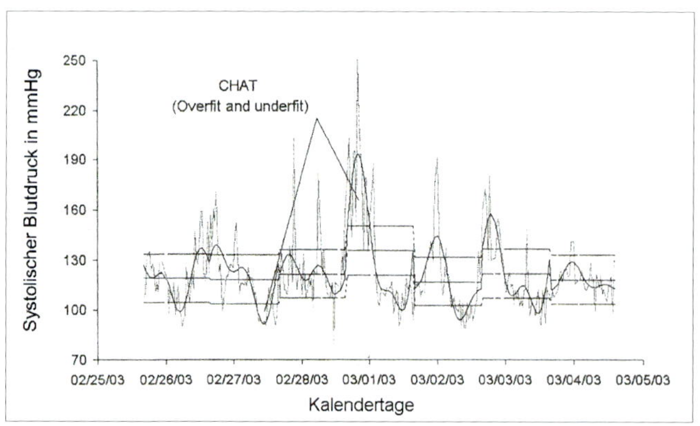

Blutdruckentspannungstest (BET)

Emotionen kennen und intelligent steuern

Die engen Wechselbeziehungen zwischen Hirn- und Herzfunktionen haben, wie bereits erwähnt, eine außerordentliche Variabilität auch der Blutdruckwerte zur Folge. Faktisch reflektiert sich die funktionelle Plastizität des menschlichen Gehirns in den Fluktuationen (Schwankungen) des Blutdrucks. Die Fluktuationen können durch mentale (geistige), emotionelle und körperliche Beanspruchung, aber auch durch den Wechsel von Ruhe und Aktivität, von Relaxation und Stress ausgelöst werden. Außerdem unterliegt der Blutdruck, wie schon gezeigt, einem zirkadianen (Tages-) Rhythmus. Es wurde festgestellt, dass in der ärztlichen Praxis und auch in den Kliniken, vor allem bei der Visite, stets höhere Blutdruckwerte als real gemessen worden sind. Diese Erscheinung wird als **„Weißkitteleffekt"** oder **Praxishypertonie** in der medizinisch-wissenschaftlichen Literatur des Öfteren beschrieben [Schrader et al. 1999].

Erwartung, Angst, Stress, psychische Sensibilität, Gedanken, mangelnde Entspannung können die Blutdruckwerte beträchtlich hochschnellen lassen. Die WHO schreibt vor, dass der Patient vor der Messung mindestens fünf Minuten ruhen soll. Aber diese körperliche Ruhe ist noch längst nicht geistig-emotionelle Ruhe. Wenn ein Patient sein Gedankenkarussell in Gang setzt, dann erhöht sich der Blutdruck auch in der körperlichen Ruhe. Das Schema der emotionellen Reaktion, wie sie in der Psychophysiologie beschrieben wird, ist von uns in Abbildung 18 dargestellt. Davon ist abzuleiten, dass der Untersuchte durch bewusste oder unbewusste Steuerung seiner Emotionen den Blutdruck beeinflussen kann.

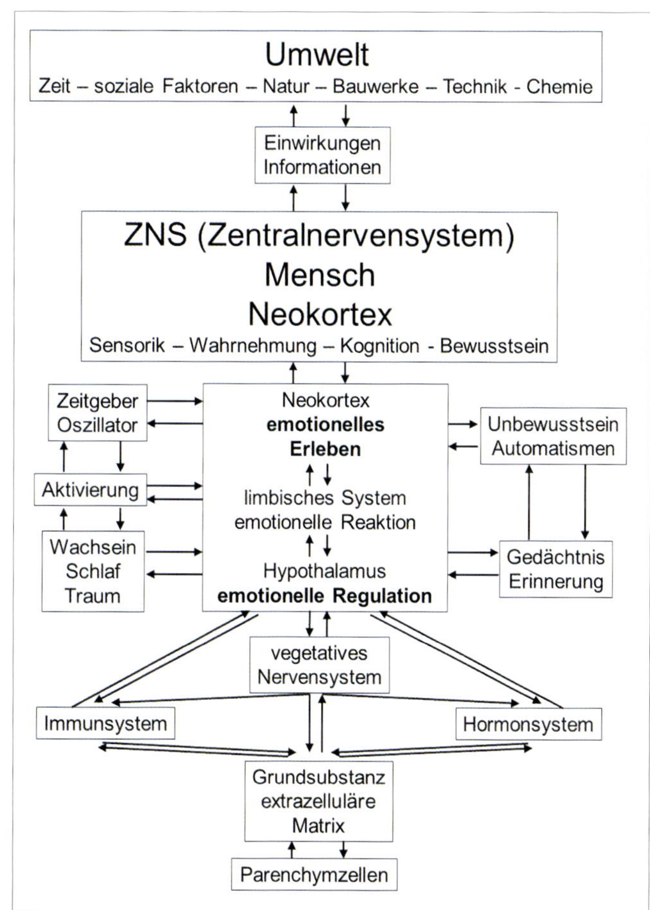

Abbildung 18: Schema der emotionellen Reaktion, die sich bei jeder Handlung und bei jedem Verhalten abspielen [Scherf et al. 2006]

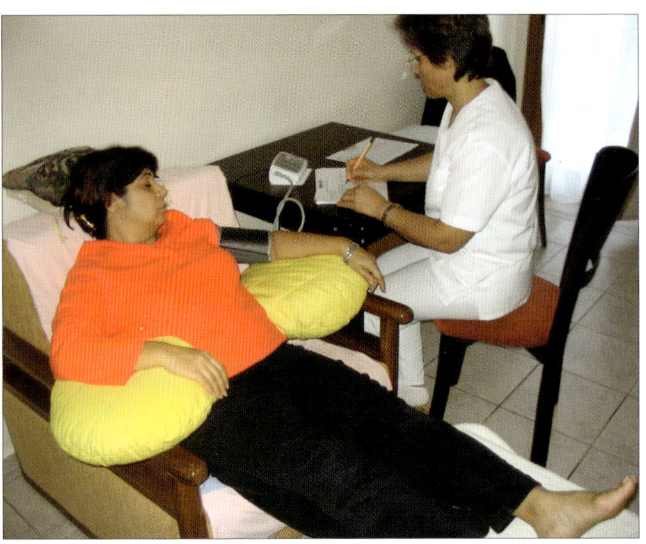

Abbildung 19: Relaxieren mit Blutdruckentspannungstest [Archiv Hecht]

Die emotionellen Reaktionen gehen bis in die Zellen. Bekanntlich gibt es die Redewendung, dass die Angst bis in die Knochen geht oder im Nacken sitzt! Aber auch der relaxierte oder meditative Zustand geht bis in die Zellen und ihre Bestandteile.

Zum Ausschluss negativ emotioneller Einwirkungen auf die Blutdruckwerte führte Prof. Dr. Karl Hecht [2007, 2003, 2001] einen Blutdruckentspannungstest (BET) ein. Dieser bestand darin, dass die Messung im standardisierten relaxierenden Prozess des Untersuchten in ca. einminütigen Intervallen 10-mal hintereinander vorgenommen wurde. Die auf diese Weise ermittelte Zeitreihe zeigt gewöhnlich eine abfallende Tendenz mit einem Ausgangswert und einem Entspannungswert. Während der Messung befindet sich der (die) Untersuchte in einer bequemen Sitzhaltung (Abbildung 19 und 20).

Er (Sie) ist instruiert, sich mit geschlossenen Augen voll auf den Atemrhythmus zu konzentrieren, die Gedanken nicht wegfliegen zu lassen und eine angenehme Relaxation herbeizuführen. Dabei wird der eigentlich schon seit Urzeiten der Medizin bekannte, beruhigende, bewusst wahrgenommene und Körperprozesse harmonisierende Atemrhythmus genutzt.

Die richtige Atmung beim BET

Deshalb ist das richtige Atmen während des Blutdruckentspannungstests sehr wichtig:

- Mit geschlossenem Mund rhythmisch atmen.
- Langsam und lang gezogen tief durch die Nase einatmen,
- langsam und lang gezogen tief durch die Nase ausatmen.

Der Ausatmungszug sollte immer etwas länger sein als der Einatmungszug.

Das kann wie folgt durchgeführt werden.

Zweitaktatmung:

Einatmen |____________________|

Ausatmen |______________________________|

Während des Atmens sind die Augen zu schließen. Die Gedanken sollen sich nur auf den Atemrhythmus konzentrieren.

Der Atemrhythmus muss ununterbrochen bewusst wahrgenommen und gedanklich konzentriert gesteuert werden.

Optimal ist es, wenn die Körperprozesse mit dem Atemrhythmus mitschwingen und dabei Ruhe, Wärme und Ausgeglichenheit fühlbar wird.

Mit dem meditativen rhythmischen Atmen kann man zu seinem inneren Leben finden. Mit bewusstem Erleben des eigenen Innenlebens wird Ruhe, Optimismus, Freude, innerer Friede und normale Eigenliebe erzeugt.

Empfohlen wird vor allem das meditative Atmen.

Mit dem mental gesteuerten, bewusst wahrgenommenen Atmen kann zum Beispiel ein Mantra, d. h. ein Wort, kombiniert werden. Infolgedessen wird meditiert und man kommt in einen Zustand zwischen Wachsein und Schlaf, bei dem aber alles erlebt wird. Die Hirnströme zeigen den Thetarhythmus (4-7 Hz). Als Mantra können beispielsweise ausgewählt werden:

Frie – de
Lie – be
Freu – de
Einatmen – Ausatmen

Wenn man sich ein Mantra ausgewählt hat, soll man immer nur dieses verwenden. Das stabilisiert die Meditation. Auch kann man damit besser die „wegfliegenwollenden" Gedanken zügeln.

Mit Innenkonzentration (Nach-Innen-Kehrung) durch meditatives, rhythmisch bewusst wahrgenommenes, mental gesteuertes Atmen können wir den „Funken unserer Selbstheilungskraft" finden (Paracelsus).

Nun ist es nicht einfach, die Gedanken zehn Minuten nach innen zu richten. Sehr schnell „fliegen" sie weg und beschäftigen sich mit Außenproblemen. Deshalb ist beim Erlernen des meditativen Atmens Konzentration und Selbstkontrolle von unermesslicher Wichtigkeit. Es ist notwendig, die wegfliegen wollenden Gedanken zu zügeln und sie konzentriert „im Zaum zu halten", wie ein wildes Pferd. Gleichzeitig übt man nämlich mit dem meditativen Atmen auch die Konzentrationsfähigkeit. Vergesslichkeit im Alter ist meistens auf eine mangelnde Konzentrationsfähigkeit, nicht auf ein schwächer werdendes Gedächtnis zurückzuführen. Außerdem ist es möglich, seine Körperprozesse mittels Aktivierung von Neuropeptiden zu steuern, z. B. den Blutdruck zu senken und die Relaxation zu messen.

Täglich regelmäßige Übungen dieses Vorgangs können den Blutdruck dauerhaft im normotonen Bereich halten. Das wurde z. B. mit sechs Doktordissertationen und mit tausenden von uns in der medizinischen Praxis durchgeführten Tests bewiesen. Untersuchungen an tausenden von Patienten haben ergeben, dass die meisten von ihnen (90-95 %) zu schnell, zu oberflächlich und nicht rhythmisch atmen. Die Ruheatemfrequenz erstreckt sich bei diesen Patienten zwischen 16-30 Atemzügen pro Minute in Ruhe (normal 7-15/Min.).

Sobald sie sich nach dem Erlernen des richtigen Atmens der normalen Atemfrequenz näherten, wurden Blutdruck und Pulsfrequenz gesenkt. Auch Schmerzen und Bronchitis konnten mit dem rhythmischen Atmen gelindert und sogar beseitigt werden.

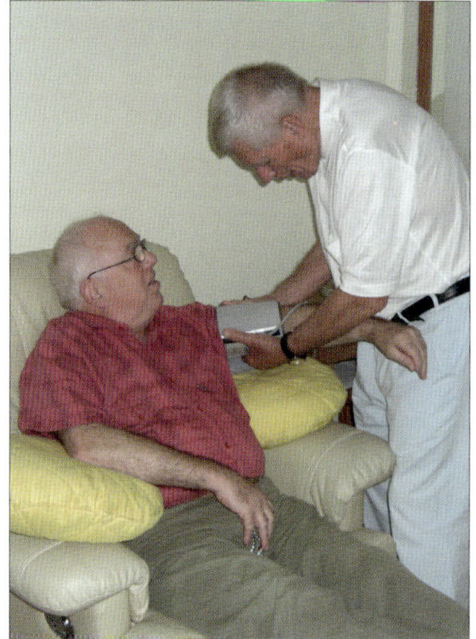

Die Möglichkeit der Senkung des Blutdrucks durch gesteuertes rhythmisches Atmen wurde zwischenzeitlich auch von anderen Ärzten entdeckt. So hat z. B. der israelische Arzt Dr. Benjamin Gavisch ein Gerät entwickelt, welches die Atmung durch musikalische Rhythmen steuert. Das Gerät wurde von der USA-Zulassungsbehörde FDA zertifiziert (Handelsblatt 22.08.2002, Pressemitteilung 07.07.2007). Es ist weltweit ohne Rezeptpflicht für die Behandlung von Blutdruckkranken zugelassen. Damit wird das von Karl Hecht seit über 30 Jahren durchgeführte, als Blutdruckentspannungstest bezeichnete, blutdrucksenkende Relaxationsverfahren technisch nachgeahmt und somit bestätigt.

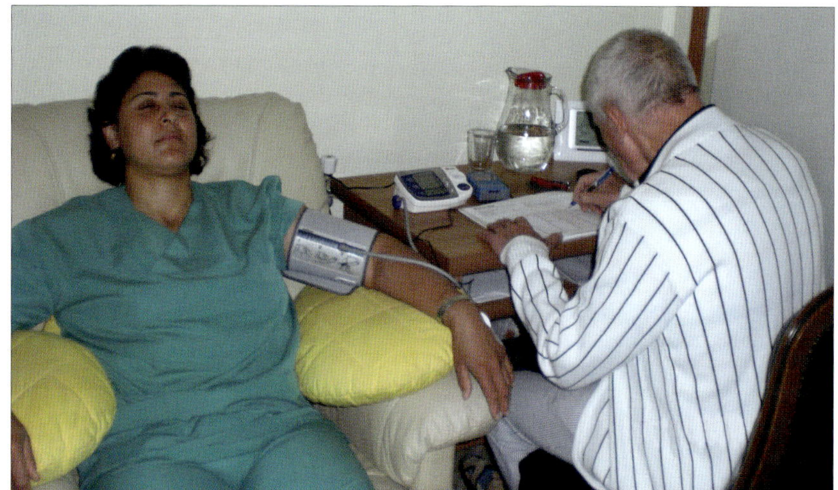

Abbildung 20 (2): So wird der Blutdruckentspannungstest durchgeführt. Hier wird eine Schalenmanschette angelegt, die für einen Oberarmumfang von 22-42 cm geeignet ist. Der zu Messende sitzt in einem bequemen Sessel. Die Beine sind hochgelagert. Die Arme liegen locker leicht angewinkelt auf den Kissen.
Oben: Vorbereitung
Unten: Durchführung des BET
Die gemessene Person befindet sich in einem völlig entspannten Zustand. Die Messung wird mit einem automatischen Blutdruckmessgerät mit künstlicher Intelligenz (Firma Omron) durchgeführt.
[Fotos Scherf]

Was kann der Blutdruckentspannungstest?

Der BET ist gleichzeitig ein psychoneurokardiologisches, diagnostisches und therapeutisches Verfahren.

Die Leistungsfähigkeit des Tests soll nachfolgend an den gemessenen Parametern erläutert werden:

- **Messung des systolischen und diastolischen Blutdrucks in dem von der WHO geforderten Ruhezustand**, der bei Einmalmessung nicht gewährleistet ist
  Aussage: Diagnosen von
  - arterieller Hypertonie (hoher Blutdruck)
  - arterieller Normotonie (normaler Blutdruck)
  - arterieller Hypotonie (niedriger Blutdruck)

- **Blutdruckamplitude:** Differenz zwischen systolischem und diastolischem Blutdruck
  Aussage über die Elastizität der Blutgefäßwände und deren Trainingszustand

- **Pulsfrequenz:** Herzschlag/Minute
  Aussage über
  - Tachykardie = Sympathikotonus (schnelles Herzschlagen)
  - Bradykardie = Parasympathikotonus (langsames Herzschlagen)
  - Normokardie = ausgeglichene Balance des vegetativen Nervensystems (normaler Herzrhythmus)

  Zusätzlich können Herzrhythmusstörungen verifiziert werden (Extrasystolen)

- **Relaxationsintensität**: Differenz zwischen Ausgangswert und Relaxationswert = Ruhewert (niedrigster Wert der letzten fünf Messwerte)
  Aussage: Fähigkeit zur psychischen Atemrhythmus induzierten Relaxation
  Bewertung: sehr gute, gute, keine Relaxation, Stress

- **Fähigkeit sich konzentrieren zu können** (rhythmisches Atmen und Relaxieren erfordert mentale Konzentration) anhand des Kurvenverlaufs der zehn Messdaten
  Aussage: Hohe Konzentrationsfähigkeit, wenn schnell niedrige Werte erreicht werden (innerhalb von drei Minuten) und das erreichte Niveau bis zum Ende des Tests gehalten wird.
  Abweichungen von einem derartigen Verlauf verweisen auf Einschränkungen bzw. Mangel an Konzentrationsfähigkeit.

- **Instabilität psychischer Prozesse:** Sprunghaftes Verhalten der gemessenen Werte des systolischen Blutdrucks während des Verlaufs des 10-Minuten-Tests
  Aussage: Instabilität, Labilität des psychischen Zustands, Mangel an Konzentrationsfähigkeit.

- **Kohärenz:** Paralleler, synchroner Verlauf der Parameter systolischer und diastolischer Blutdruck sowie Pulsfrequenz mit schnellem Erreichen des niedrigen Niveaus und Halten dieses Niveaus bis zum Ende des Tests
  Aussage über Kohärenz und gute gesteuerte Gelassenheit

- **Starres Grundniveau mit geringer Variabilität**
  Aussage: Regulationsstarre

- **Besonderheit** des Verhaltens des systolischen Blutdrucks und Pulsfrequenz bei Hypotonikern

Beispiele:	101 mmHg	62 P/Min.
	99 mmHg	62 P/Min.
	97 mmHg	63 P/Min.
	95 mmHg	65 P/Min.
	92 mmHg	66 P/Min.

Am Beispiel des gegenläufigen Verlaufs der Werte des systolischen Blutdrucks und der Pulsfrequenz im Laufe des Tests kann bei Hypotonikern beobachtet werden (individuell unterschiedlich), dass sich mit der Senkung des systolischen Blutdrucks eine Umstellung auf ansteigende Werte der Pulsfrequenz vollzieht.

Aussage: Plastizität der Regulation des Herz-Kreislaufsystems (Patienten mit gestörtem Herz-Kreislaufsystem weisen derartige Plastizität der Regulation nicht aus)

Übung macht den Meister!

Durch mental gesteuertes rhythmisches Atmen bei täglich häufigen Wiederholungen über längere Dauer kann durch diese 10 Minuten – Relaxationsübung – folgendes erreicht werden:

- Entwicklung eines gut ausgeprägten körperlichen und psychischen Entspannens.
- Entwicklung von Gelassenheit und Zurückfinden zum eigenen Inneren des Menschen (Innenorientierung)
- Willentliche Beeinflussung der Blutdruckregulation mit therapeutischem Effekt zur Senkung eines erhöhten Blutdrucks und mit prophylaktischem Effekt, den Blutdruck in einen normalen Bereich zu führen.
- Aneignung der Fertigkeiten der richtigen rhythmischen Atmung, die zur Wiederherstellung der verlorenen rhythmischen Struktur der psychophysiologischen Prozesse und zur Harmonisierung der Persönlichkeit beiträgt und somit Schutz vor Krankheit bietet.
- Bei dauerhafter Durchführung dieses „Tests" positive Entfaltung der Persönlichkeitsstruktur und einer hoch entwickelten geistig-emotionellen Selbstregulation des Menschen sowie Kreativität, Willensstärke und Selbstbeherrschung.

Dieses als Blutdruckentspannungstest bezeichnetes Verfahren ist folglich kein einfacher technischer Messvorgang des Blutdrucks, sondern eine durch Messwerte kontrolliertes Training psychoneurophysiologischer Lebensprozesse.

Diese Relaxationsübung kann innerhalb von 10 Minuten den hohen systolischen Blutdruck bis zu 50 mmHg, den diastolischen Blutdruck bis zu 25 mmHg senken. Das vermag bisher kein Medikament.

Zusammenfassend können wir feststellen, dass mit dem Blutdruckentspannungstest folgendes zu erreichen ist:

- In einer standardisierten und relativ reproduzierbaren Situation reale Messwerte erhalten, weil wir dabei den bisher unterschätzten psychischen Faktor als unseres Erachtens nach bedeutenden Messfehler (Weißkitteleffekt) unter Kontrolle bringen.
- Einsparung von Medikamenten, analog wie es z. B. Prof. Dr. Gohlke fordert. Zuerst den Blutdruckentspannungstest täg-

lich wiederholen und dabei zur Umstellung des gesamten Lebensstils übergehen. Der Blutdruckentspannungstest kann auch ohne die Messung erfolgen, also nur durch Relaxieren des bewusst gesteuerten Atmens oder durch meditative Atmung.

- Patienten für nichtmedikamentöse und/oder medikamentöse Therapie herausfiltern. Wenn nämlich durch Relaxation der Blutdruck nicht gesenkt werden kann, soll eine medikamentöse Therapie angesetzt werden. Bei Senkung des Blutdrucks mittels Relaxation kann begleitend oder unter Umständen ausschließlich mit nichtmedikamentösen Mitteln therapiert werden (gesunde Lebensweise, Änderung des Lebensstils).
- Therapeutische Effekte in Form der Blutdrucksenkung, wenn wir ihn wiederholt anwenden. Durch Demonstration der Zeitreihendaten kann für die Patienten der erzielte Effekt als ein bekräftigendes Erfolgserlebnis wirken, d. h. als konditionierender Vorgang.
- Bestimmung von Relaxationstypen (siehe Abbildung 21)

Fazit:

Dieses diagnostische und therapeutische Verfahren ist zwar etwas zeitaufwendig, für den Patienten aber sehr angenehm und äußerst kostengünstig, sicher und nebenwirkungsfrei. Die Patientinnen und Patienten berichteten uns, dass sie sich während des Blutdruckentspannungstests geborgen gefühlt und sich in einem angenehmen Zustand befunden haben. Die Entspannungsprozedur während des BET kann von den Patienten auch erlernt und später sogar ohne Messung beliebig überall angewendet werden.

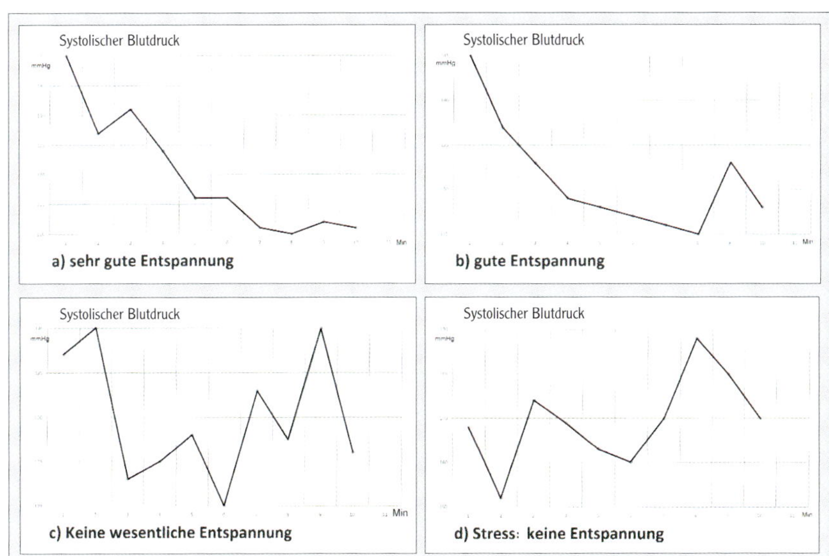

Abbildung 21: Relaxationstypen
[nach Voigt-Spychala 2001]

Der BET in der alltäglichen Praxis

Für die Beeinflussung des Blutdrucks durch konzentrierte bzw. meditative Atmung ist der systolische Blutdruck, der als „Seismograph der Seele“ bezeichnet wird, der Leitparameter. Je besser die Relaxation sich ausbildet, umso mehr wird der diastolische Blutdruck und die Herzfrequenz in den Kohärenzprozess einbezogen. Optimale Kohärenz besteht, wenn systolischer und diastolischer Blutdruck sowie die Herzfrequenz synchron durch das rhythmische, konzentrierte Atmen gesenkt werden. Die nachfolgenden Messprotokolle informieren über die Zeitreihen einiger BET-Messungen:

Gute Relaxation
Stress-Sensibilität
gesund

Name: W. K.; 54 Jahre, weiblich

Min	Syst. mmHg	Diast. mmHg	Herzfr. n/Min.
1.	157	82	76
2.	131	77	76
3.	129	77	75
4.	126	73	75
5.	126	73	73
6.	125	72	73
7.	122	71	72
8.	119	75	71
9.	117	71	71
10.	118	70	71

Keine Relaxation
Regulationsstarre, Multimorbidität, Multimedikation, sechs verschiedene Medikamente

Name: H. K., 76 Jahre, männlich

Min	Syst. mmHg	Diast. mmHg	Herzfr. n/Min.
1.	127	81	71
2.	125	87	69
3.	125	76	71
4.	128	75	68
5.	120	76	68
6.	125	80	68
7.	128	73	69
8.	130	88	66
9.	123	88	66
10.	127	78	67

Arterielle Hypertonie
Keine Senkung des Blutdrucks durch BET
Starke Erregung nach Suizidversuch

Name: G.Y.; 42 Jahre, weiblich

Min	Syst. mmHg	Diast. mmHg	Herzfr. n/Min.
1.	162	96	73
2.	156	101	79
3.	150	98	77
4.	157	90	73
5.	155	93	72
6.	163	91	73
7.	155	96	70
8.	159	95	76
9.	149	95	70
10.	166	98	68

Stress-Sensibel
Sehr gute Relaxation
Senkung aller drei Parameter gleichzeitig = Kohärenz.
Bei einmaliger Messung Fehldiagnose.

Name: E. M., 42 Jahre, männlich

Min	Syst. mmHg	Diast. mmHg	Herzfr. n/Min.
1.	153	79	72
2.	134	76	70
3.	135	70	70
4.	120	70	70
5.	115	68	68
6.	113	67	67
7.	107	67	65
8.	105	67	62
9.	104	64	63
10.	102	64	66

Das vorangestellte Blutdruckprotokoll des Patienten E. M. und das Diagramm dieses Patienten, in welches die BET-Werte des nächsten Tages eingehen, zeigt bei diesem reiz- und stresssensiblen Patienten: einen hohen Ausgangswert und von Tag zu Tag gut reproduzierbare Relaxationswerte und eine relativ stabile Differenz zwischen Ausgangs- und Relaxationswert des systolischen Blutdrucks von über 50 mmHg. Wäre bei diesem Patienten nur der Ausgangswert für die Diagnose verwendet worden, wäre eine Hypertonie (Bluthochdruck) festgestellt worden. Der Relaxationsblutdruck liegt aber im Bereich einer Hypotonie (niedriger Blutdruck). Wir haben es nicht selten erlebt, dass solche hypotonen Patienten nur nach dem einmaligen Wert beurteilt worden sind und als Patienten mit niedrigem Blutdruck blutdrucksenkende Arzneimittel erhielten. Sie befanden sich danach in einem völlig erschöpften, teilweise sogar depressiven Zustand.

Nachfolgend berichten wir über eine Gruppe von 101 Untersuchten. Der mittlere systolische Blutdruckausgangswert betrug 142,8 mmHg. Der mittlere systolische Relaxationswert 122,8 mmHg. In dieser Gruppe klassifizierten wir diese Mittelwerte in Hypertoniker, Normotoniker und Hypotoniker (Abbildung 23).

Aus dieser Zusammenstellung geht hervor, dass der Anteil der Hypertoniker allein durch die standardisierte Relaxation von ursprünglich 51 % (Ausgangswert) auf 15 % (Entspannungswert) zurückgeht. Wäre, wie das vielerorts üblich ist, nur der erste Wert (Ausgangswert) für die Diagnose Hypertonie verwendet worden, so wären 36 % fehlgemessen gewesen.

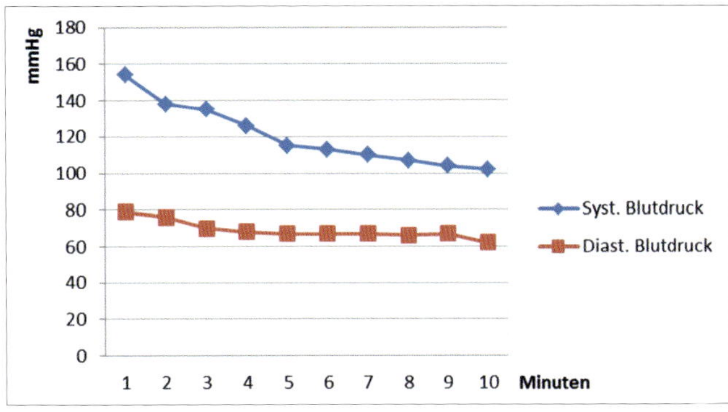

Abbildung 22: Relaxationskurve von E. M., 42 Jahre, männlich, am 13.11.2009 während des Blutdruckentspannungstests. Zwischen Ausgangswert und Relaxationswert des systolischen Blutdrucks besteht eine Differenz von 52 mmHg [Archiv Hecht]

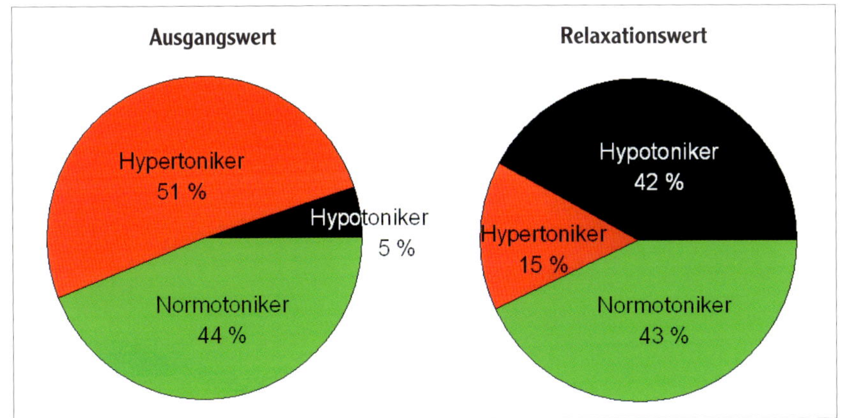

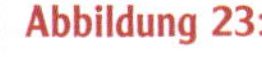

Abbildung 23: Klassifizierung nach dem systolischen Blutdruck (n=101) Prozentuale Verteilung der klassifizierten Hyper-, Normo- und Hypotoniker bezogen auf den Ausgangswert und auf den Entspannungswert (Relaxationswert) [Scherf et al. 2006]

Dadurch wird noch einmal mit Nachdruck bestätigt, dass einmalige Messungen in der Praxis falsche Messwerte mit Hypertonieverdacht ergeben können. Gleichzeitig ist aber festzustellen, dass bei Verwendung nur des Ausgangswerts nur 15 % Hypotoniker erkannt werden. Nur wenn der Ruhewert zugrunde gelegt wird sind es 42 %.

Diese Erkenntnisse waren bei ordentlicher Durchführung des BETs stets zu reproduzieren [Scherf et al. 2006].

Nachfolgend werden die Ergebnisse von vier der von Karl Hecht betreuten Doktorarbeiten angeführt, die die relative Reproduzierbarkeit der Blutdrucksenkung während des Blutdruckentspannungstests bestätigen.

	RR systolisch	RR diastolisch	HF
Rolf-Peter Buch [2000], großstädtische Zahnarztpraxis (n = 80)			
Ausgangswert	134,7 mmHg	80,9 mmHg	-
Entspannungswert	119,9 mmHg	74,4 mmHg	-
Differenz	-14,9 mmHg	-6,5 mmHg	-
Stefanie Jorken [2001], Stressberatungsstelle in Berlin (n = 313)			
Ausgangswert	126,0 mmHg	82,2 mmHg	70,1 / min
Entspannungswert	114,0 mmHg	74,2 mmHg	69,7 / min
Differenz	-12,0 mmHg	-6,0 mmHg	-0,4 / min
Birgit Rodemerk und Oliver Schuldzig [2002], Universität Greifswald (n = 78)			
Ausgangswert	125,7 mmHg	76,1 mmHg	76,3 / min
Entspannungswert	107,8 mmHg	67,5 mmHg	74,1 / min
Differenz	-17,9 mmHg	-8,6 mmHg	-2,2 / min
Cornelia Voigt-Spychalla [2001], ländliche Zahnarztpraxis (n = 128)			
Ausgangswert	138,3 mmHg	81,7 mmHg	76,2 / min
Entspannungswert	120,5 mmHg	75,2 mmHg	74,5 / min
Differenz	-17,8 mmHg	-6,5 mmHg	-1,7 / min

Tabelle 1: BET-Ausgangs- und Entspannungswerte des Blutdruckes

Es werden im Prinzip bezüglich der Senkung des Blutdruckes während des standardisierten BET reproduzierbare Ergebnisse erzielt. Die Differenzen zwischen Ausgangs- und Entspannungsblutdruck liegen beim systolischen Blutdruck zwischen 12,0 und 17,9 mmHg und beim diastolischen Blutdruck zwischen 6,0 und 8,6 mmHg. Diese Schwankungen sind situationsbedingt oder abhängig von den Personengruppen.

In den beiden zahnärztlichen Praxen werden weitaus höhere Werte (Ausdruck der Angst vor dem Zahnarzt) gemessen, als bei den Zahnmedizinstudenten der Universität Greifwald und in der Stressberatungsstelle, in der die Patienten größere Zuwendung erhielten.

Störfaktoren bei der Durchführung des BET

Wegfliegen der Gedanken während des BET vermeiden

Bei der Durchführung des BET ist es wichtig sich nicht ablenken zu lassen, sondern sich intensiv auf die Atmung zu konzentrieren. Wenn die Gedanken „wegfliegen", gibt es sofort höhere Werte.

Abbildung 24 zeigt einen BET, bei dem der Untersuchte mit den Gedanken zwischendurch „wegfliegt". Eine Ermahnung des Untersuchers, die Relaxation konzentriert fortzusetzen, führt wieder zur Senkung des Blutdrucks.

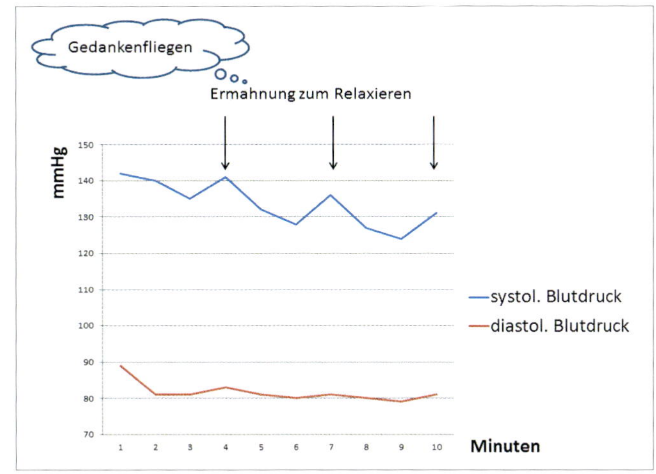

Abbildung 24: Wegfliegen der Gedanken bei BET, E. P., 43 Jahre, männlich. Noch nicht völlig entwickelte Konzentration auf den Atemrhythmus [Archiv Hecht]

Einschlafen während des Blutdruckentspannungstests

Es ist auch vorgekommen, dass die Untersuchten während des Blutdruckentspannungstests eingeschlafen sind. Dabei hatten wir reproduzierbar festgestellt, dass der Blutdruck im Augenblick des Einschlafens ansteigt. Weshalb? Das ist ein Zeichen dafür, dass sich der Blutdruck der mentalen Einflussnahme entzieht, wenn die bewusste, konzentrierte, mentale Aktivität durch Schlaf gehemmt wird. Nach etwa 5 bis 10 Minuten Schlaf wird er auf niedrige Werte eingestellt, wie sie im Schlaf gewöhnlich vorhanden sind.

Wir haben den Schlaf in solchen Fällen mit einem ambulanten automatischen elektrophysiologischen Schlafanalysator gemessen und festgestellt, dass sich der Untersuchte zu dieser Zeit größtenteils schon in oberflächlichem Schlaf (NONREM-Stadium 2) befindet. In der folgenden Abbildung haben wir die Messung eines Einschlafenden auf 16 Minuten ausgedehnt, um den ganzen Prozess zu erfassen. Besonders anfällig für das Einschlafen während des BET waren Patienten mit Schlafapnoe, Narkolepsie und Übergewicht (Adipositas) – siehe Abbildung 25.

Diese Ergebnisse, die wir mit dem BET erzielt haben, den wir an mehr als 10.000 Personen in den letzten 30 Jahren durchgeführt haben, zeigen, dass eben die Blutdruckmessung kein technischer Vorgang der Kardiologie sein kann, sondern eine Messung psychoneurokardiologischer Prozesse. Dabei sind viele Faktoren zu berücksichtigen. Nachfolgend möchten wir einige Beispiele anführen, die zeigen, was beim Blutdruckmessen alles zu beachten ist, um reale Werte zu erhalten.

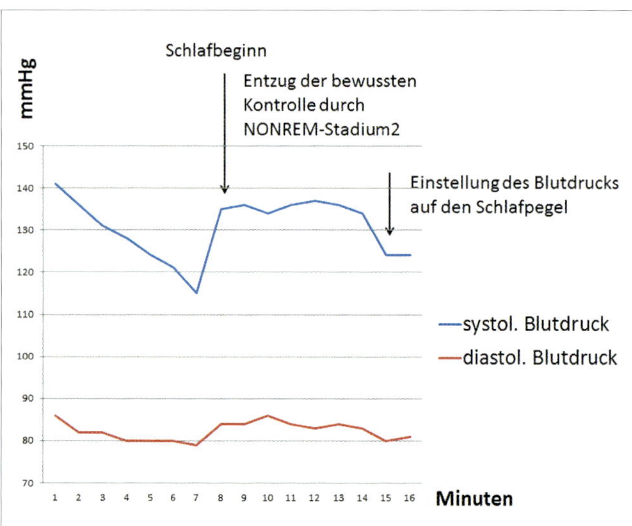

Abbildung 25: Einschlafen beim Blutdruckentspannungstest, D. K., 68 Jahre, männlich. Der Patient hatte eine Adipositas mit einem Übergewicht von 52 kg (220 kg). Keine Schlafapnoe. Er schlief schnell ein, wenn er ruhig saß, auch beim BET. Mehrmals haben wir den Schlaf mit dem ambulanten automatischen elektrophysiologischen Schlafanalysator gemessen und stellten fest, dass er nach Eintauchen ins Stadium NON-REM 1 (Halbschlaf) schnell ins Stadium NON-REM 2 (oberflächlicher leichter Schlaf) wechselte. Der diastolische Blutdruck war vom Schlaf nur wenig betroffen. [Archiv Hecht]

Erhöhung des Blutdrucks durch Eifersucht

Bei einem 73jährigen, auf seine jüngere Ehefrau eifersüchtigen Mann wurde der Blutdruckentspannungstest durchgeführt. Nach der ersten Messung erhielt seine Frau, die vor der schallgedämpften Tür wartete, per Handy einen Anruf und telefonierte leise mit im Messraum kaum wahrzunehmender Stimme für die Dauer von ca. einer Minute. Sofort stieg der systolische Blutdruck beim ruhig sitzenden Ehemann an, wie aus der Zeitreihe in Tabelle 2 hervorgeht. Es dauerte trotz unserer beruhigenden Anleitung immerhin fünf Minuten, bevor der Patient wieder in seinen bewusst gesteuerten, entspannenden Atemrhythmus gelangte und den Blutdruck senken konnte.

1. 140/66 mmHg	6. 138/65 mmHg
2.* 153/71 mmHg	7. 130/65 mmHg
3. 152/71 mmHg	8. 130/65 mmHg
4. 152/69 mmHg	9. 127/69 mmHg
5. 153/69 mmHg	10. 126/58 mmHg

Tabelle 2: Erhöhung des Blutdrucks durch Eifersucht: Blutdruckmesswerte unter BET bei einem 73jährigen Patienten (*Telefongespräch der Ehefrau außerhalb des Messraumes)

Wenn eine Patientin in den messenden Arzt verliebt ist, steigt ihr Blutdruck an

Dr. Herbert Benson berichtet in seinem Buch „Heilung und Glauben“, dass eine junge Dame, wenn er (als älterer Herr) den Blutdruck gemessen hat, immer normale Werte hatte. Wenn aber ein junger Arzt die Messung vornahm, der Blutdruck immer hoch war. Im Gespräch mit der Dame fand Dr. Benson, dass sich die junge Dame in den jungen Arzt verliebt hatte. „Ich finde den Doktor so toll“ sagte sie.

Sie sehen, was man alles beim Blutdruckmessen berücksichtigen muss.

Nur die Psycho-Neuro-Kardiologie ist real

Eustress

= Situationshypertonus
Wechsel: Sympathikus
Parasympathikus

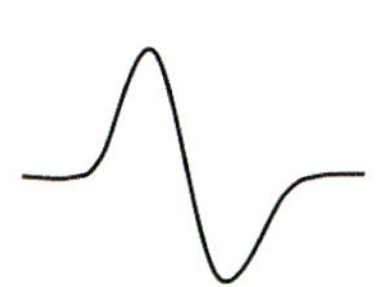

Dysstress

= chronische Form der arteriellen Hypertonie
Sympathikusdominanz

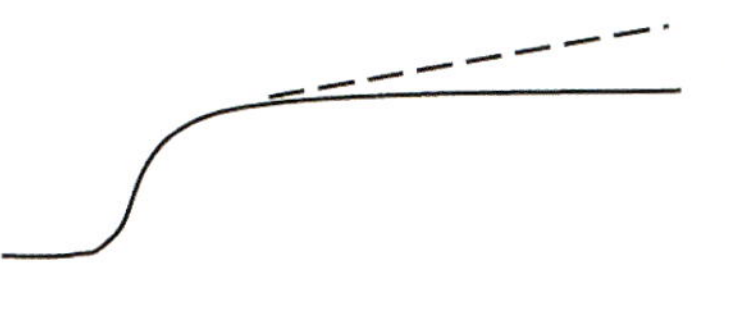

Abbildung 26: Vereinfachte schematische Darstellung der funktionellen Abläufe bei Eustress und Dysstress sowie Situationshypertonus und chronischer arterieller Hypertonie (Archiv Hecht)

Damit kommen wir noch einmal zu einem sehr wichtigen Punkt, der die Anwendung des BET begründet – nämlich zum psychoneurogenen Faktor in der Relaxation und Kontrolle der Blutdruckfunktion (siehe Abbildung 18). Diesem wird im medizinischen Alltag meist keine Bedeutung beigemessen, obgleich er seit vielen Jahren und auch neuerdings vielfach beschrieben worden ist.

Die Blutdruckregulation vollzieht sich reflektorisch, d. h. sie unterliegt sehr schnellen, nerval gesteuerten Veränderungen zur Aufrechterhaltung der ganzheitlichen Homöostase. Die Riva-Rocci-Methode (RR) ist eigentlich, wie bereits erwähnt, viel zu träge, um diese nerval regulierten Prozesse zu erfassen. Dies sollte man sich beim Blutdruckmessen immer vergegenwärtigen. Die Blutdruckvariabilität ist ein Ausdruck der psychoneurogenen Plastizität, d. h. der Plastizität des menschlichen Gehirns.

Uexküll und Wick [1962] charakterisierten den Situationshypertonus, und Weder und Julius [1985] wiesen darauf hin, dass verhaltensbedingte Blutdruckvariabilität und die chronische Form der arteriellen Hypertension zu unterscheiden sind. Dies wäre eine analoge und somit logische Differenzierung, wie sie Selye [1984] mit Eustress und Dysstress vornahm (Abbildung 26).

Wenn die Blutdruckruhewerte an mindestens sechs aufeinander folgenden Tagen stets hohe Werte zeigen, kann auf einen Bluthochdruck geschlossen werden. Wenn dagegen nur an einem oder zwei Tagen höhere Werte zu verzeichnen sind, liegt oder lag ein Situationsbluthochdruck vor, der keinesfalls medikamentös behandelt werden darf.

Nachfolgend möchten wir einige Beispiele von Situationshypertonus anführen, den eigentlich jeder Arzt und auch jeder Patient berücksichtigen müsste.

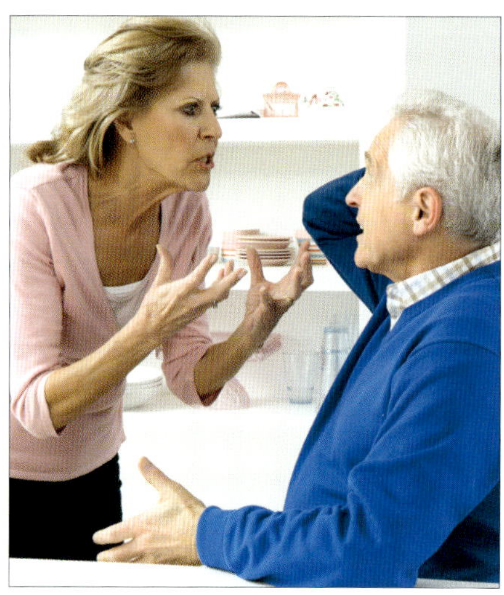

Abbildung 27:
Streitigkeiten können den Blutdruck nachhaltig erhöhen
[Shutterstock]

	25.12.2006	27.12.2006	28.12.2006
	kein Streit (RR in mmHg)	Streit (RR in mmHg)	kein Streit (RR in mmHg)
1	137/86	168/100	143/87
2	134/80	162/90	132/80
3	134/82	152/85	124/77
4	125/76	146/92	122/79
5	120/78	149/90	129/79
6	130/78	154/85	112/76
7	122/78	138/88	110/77
8	117/77	155/85	112/79
9	118/75	149/87	114/77
10	122/78	139/85	123/72

Tabelle 3: Vorausgegangener Partnerstreit. 30 Blutdruckmessungen in 3 BET an 3 verschiedenen Tagen. Nach erfolgtem Streit mit dem Ehepartner 3 Stunden vor der Messung (Patientin 1, weiblich, 63 Jahre) und ohne Streit

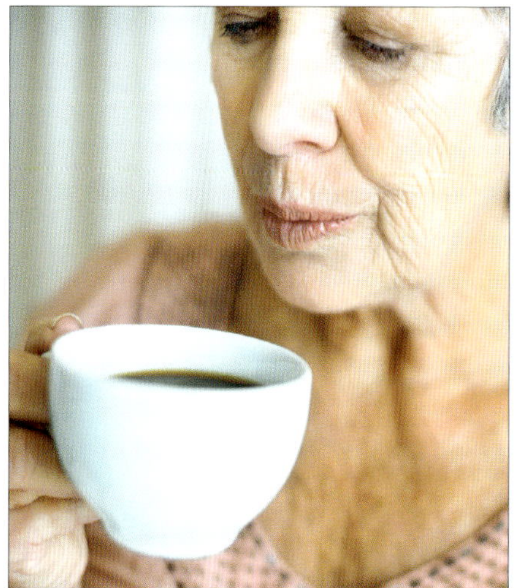

Abbildung 28:
Bereits eine Tasse Kaffee erhöht den Blutdruck
[Shutterstock]

	08.10.2006	09.10.2006	10.10.2006
	kein Kaffee (RR in mmHg)	1 Tasse Kaffee (RR in mmHg)	kein Kaffee (RR in mmHg)
1	144/79	156/84	140/74
2	141/73	155/82	144/74
3	139/74	155/84	144/72
4	137/72	150/78	136/70
5	131/72	150/81	136/70
6	124/71	145/80	126/72
7	137/68	140/77	124/71
8	128/67	144/80	122/68
9	120/72	150/80	122/68
10	119/72	141/80	126/70

Tabelle 4: 1 Tasse Kaffee erhöht den Blutdruck. 30 Blutdruckmessungen in 3 BET an 3 verschiedenen Tagen. Nach erfolgter/nicht erfolgter Aufnahme von 1 Tasse Kaffee 2 Stunden vor der Messung (Patientin 2, weiblich, 64 Jahre)

	06.01.2007	07.01.2007	08.01.2007
	1 Zigarette (RR in mmHg)	keine Zigarette (RR in mmHg)	keine Zigarette (RR in mmHg)
1	169/98	128/95	138/89
2	156/92	127/91	134/90
3	140/94	122/89	134/90
4	136/92	121/89	135/87
5	138/90	119/86	131/86
6	150/90	118/87	127/88
7	156/89	120/86	121/87
8	137/98	122/86	122/86
9	136/89	125/86	122/84
10	143/89	122/86	120/85

Tabelle 5: 1 Zigarette vor der Blutdruckmessung und der Blutdruck geht hoch. 30 Blutdruckmessungen in 3 BET an 3 verschiedenen Tagen. Nach erfolgtem/nicht erfolgtem Rauchen einer Zigarette 10 Minuten vor der Messung (Patient 3, männlich, 47 Jahre)

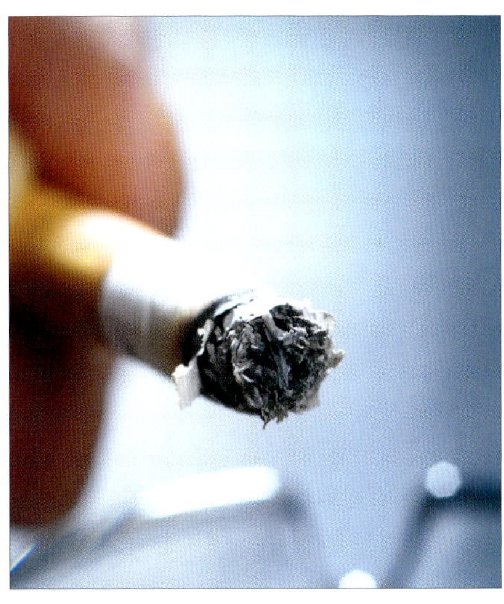

Abbildung 29:
Rauchen kann zur Erhöhung des Blutdrucks führen
[Shutterstock]

	06.01.2007	07.01.2007	08.01.2007
	schlechter Schlaf (RR in mmHg)	relativ guter Schlaf (RR in mmHg)	mäßig guter Schlaf (RR in mmHg)
1	156/80	133/77	139/86
2	151/88	134/72	143/91
3	148/92	130/72	142/89
4	141/89	127/71	134/88
5	140/89	125/70	137/89
6	150/88	126/74	138/92
7	145/88	122/60	126/85
8	145/84	126/70	131/82
9	145/81	124/68	132/89
10	155/84	121/70	131/84

Tabelle 6: Schlafqualität der vergangenen Nacht. 30 Blutdruckmessungen in 3 BET an 3 verschiedenen Tagen. Nach einer stark schlafgestörten/nicht schlafgestörten/wenig schlafgestörten Nacht. Messung des Schlafs mit dem ambulanten elektrophysiologischen Schlafanalysator (Patientin 4, weiblich, 72 Jahre)

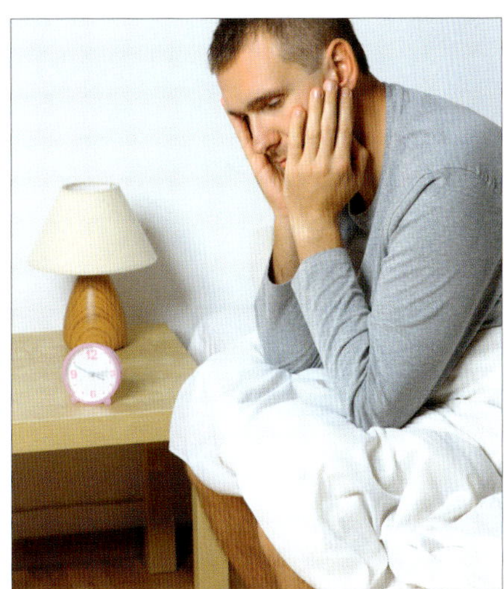

Abbildung 30:
Ein schlechter Schlaf erzeugt Stress und erhöht den Blutdruck nachhaltig
[Shutterstock]

Postsilvesterparty-Hypertonie

Schließlich möchten wir noch ein Ergebnis zu dem von uns gefundenen Post-Silvesterparty-Hypertonus erwähnen [Hecht et al. 2007].

Das bei vielen Menschen beliebte Feiern kann besonders für ältere Menschen ein erhebliches Gesundheitsrisiko darstellen. In einer retroperspektiven Studie analysierten Saposnick et al. [2006] von April 2002 bis März 2004 insgesamt 70.000 Fälle in Ontario, Kanada, bezüglich des Auftretens von Herzinfarkt, Schlaganfall und transistorischer Attacke am Geburtstag und in der Woche des Geburtstages. Die Erkrankungsfälle an den genannten Herz-Kreislaufstörungen waren am Geburtstag signifikant höher als der Jahresdurchschnitt und in der Woche des Geburtstages. Das traf nur für die Herz-Kreislauferkrankung zu, für sonst keine andere Erkrankung.

Die Ursachen für die Herz-Kreislauferkrankung führen die Autoren auf den „Feierstress" zurück. Phillips et al. [2004] stellten eine höhere kardiale Mortalität um die Weihnachts- und Neujahrsfeiertage fest. Kerstin Aurich [1993] beschrieb in ihrer Dissertation Jahresend-Festtagseffekte mit Bezug auf den gestörten Schlaf: Der Schlaf war in der Feiertagsdekade Ende Dezember/Anfang Januar bei manchen Menschen sogar nachhaltig bis Ende Januar stark beeinflusst. Weniger wissen wir bisher, wie sich die Silvesterparty selbst auf die Gesundheit bzw. speziell auf das Herz-Kreislaufsystem auswirkt. Bekanntlich wird das neue Jahr weltweit mit Feiern begrüßt.

Die Untersuchungen wurden an 11 normotonen Personen – 5 Frauen und 6 Männern im Alter von 48 bis 73 Jahren (Mittel = 64,3 Jahre) – durchgeführt, die den Jahreswechsel während einer ca. 1 Woche dauernden Präventivkur im Naturmedizinischen Kurzentrum NaturMed Davutlar (Westtürkei) begingen. Die Untersuchten nahmen an der 7 bis 8 Stunden dauernden Silvesterparty teil, während der nicht geraucht wurde. Der Alkoholgenuss ist als mäßig einzuschätzen. Er betrug 3 bis 4 Gläser in Form von Wein, Sekt und Raki (in Wasser verdünnter Anisbrandwein) während der Dauer der 7- bis 8stündigen Feier.

Die Untersuchten beendeten die Feier zwischen 2:00 Uhr und 3:00 Uhr und schliefen in der Folgezeit 5 bis 6 Stunden. Der Blutdruck wurde mittels Blutdruckentspannungstest (BET) am 31.12.2006, 1.1. und 2.1.2007 zwischen 11 und 13 Uhr gemessen. Nachfolgend die Ergebnisse:

Systolischer Blutdruck

Die Mittelwerte des Ausgangsblutdrucks und des Entspannungsblutdrucks an den drei Untersuchungstagen sind in Tabelle 7 dargestellt. Daraus geht hervor, dass der Ausgangswert am 1.1. gegenüber dem 31.12. einen mittleren Anstieg von 20,4 mmHg ($p < 0,005$) aufwies. Der systolische Entspannungsmittelwert hatte am 1.1. einen um 19,6 mmHg ($p < 0,005$) höheren systolischen Blutdruck zu verzeichnen als am Vortag. Der Entspannungsmittelwert lag im Mittel noch über der

135-mmHg-Grenze. Dieser Befund lässt auf die Dominanz eines Sympathikotonus und somit auch auf eine gewisse Einschränkung der Fähigkeit zur Relaxation schließen. Am 2.1. nähern sich die beiden Werte der Ausgangssituation vom 31.12., erreichten diese aber nicht.

	31.12.2006	01.01.2007	2.01.2007
	mmHg	mmHg	mmHg
Ausgangs-mittelwert (n=10)	131,1 ± 7,3	151,5 ± 8,1	139,7 ± 5,3
Entspannungs-mittelwert (n=10)	116,5 ± 2,9	136,1 ± 8,5	120,5 ± 3,3

Tabelle 7: Mittelwerte und Standardabweichung des systolischen Blutdrucks unter Ausgangs- und Entspannungsbedingungen an drei Untersuchungstagen

Diastolischer Blutdruck

Die Resultate sind in Tabelle 8 dargestellt. Dieser Übersicht ist zu entnehmen, dass am 1.1. gegenüber dem 31.12. der mittlere diastolische Ausgangswert einen Anstieg um 12,5 mmHg ($p < 0,005$) und der diastolische Entspannungswert um 14,9 mmHg ($p < 0,005$) zeigen. Am 2.1. haben Ausgangs- und Relaxationswerte noch nicht wieder die Werte vom 31.12. erreicht.

	31.12.2006	01.01.2007	2.01.2007
	mmHg	mmHg	mmHg
Ausgangs-mittelwert (n=10)	79,7 ± 6,7	91,2 ± 8,7	84,5 ± 9,2
Entspannungs-mittelwert (n=10)	71,9 ± 7,2	86,1 ± 8,1	78,0 ± 7,5

Tabelle 8: Mittelwerte und Standardabweichung des diastolischen Blutdrucks unter Ausgangs- und Entspannungsbedingungen an drei Untersuchungstagen

Eine Feier wie die weltweit verbreitete Silvesterparty ist unseren vorgelegten Ergebnissen zufolge eine erhebliche Belastung für das Herz-Kreislaufsystem. Sie reicht aus, um einen Situationshypertonus [Uexküll und Wick 1972] mit beschleunigter Pulsfrequenz auszulösen. Mit unserer kleinen Stichprobe von 11 Personen, in der 10 Untersuchte sicher einen Bluthochdruck, teilweise sogar mit Nachhaltigkeit bis zum übernächsten Tag aufwiesen, konnten wir das Risiko von Feiertagsstress demonstrieren. Damit stimmen wir mit der Auffassung von Saposnik et al. [2006] bezüglich des Geburtstagsstresses sowie Phillips et al. [2004] und Kersten Aurich [1993] mit Bezug auf den Weihnachts-Neujahrfeierstress überein.

Es wäre noch zu klären, welcher der Faktoren, die eine Feier begleiten, Stressorwirkung auslösen: Alkohol [Ettinger et al. 1978], üppiges Essen oder Störung des zirkadianen Rhythmus und somit auch des Schlaf-Wach-Rhythmus [Hecht und Hecht-Savoley 2005]. Besonders die letzten zwei genannten Parameter (gestörter zirkadianer Rhythmus [Moore-Ede 1993] und gestörter Schlaf [Aurich 1993, Maschke und Hecht 2005]) sind Stressoren, die gewöhnlich unterschätzt werden, aber gerade bei der arteriellen Hypertonie von Bedeutung sind.

Feiern kann zum Gesundheitsrisiko werden.

1. Feiern stellen einen stressauslösenden Faktor dar, der besonders belastend für das Herz-Kreislaufsystem sein kann.
2. Die Relaxationsfähigkeit nach einer Feier kann möglicherweise eine Einschränkung erfahren.
3. In der ärztlichen Konsultation sollte beim Diagnostizieren einer arteriellen Hypertonie berücksichtigt werden, dass ein möglicher, durch vorausgegangene Feier ausgelöster Situationsbluthochdruck vorliegen könnte.
4. Ein Feiertagsstress ist umso ernster zu nehmen, je älter der Patient ist.
5. In die Risikofaktorenliste für die essentielle arterielle Hypertonie sollten Feiertagsstress und Stress durch gestörten Nachtschlaf bzw. gestörten Schlaf-Wach-Rhythmus mit einbezogen werden.
6. Kreislauflabile ältere Menschen sind über das Risiko eines Feierstresses, besonders wenn er auf einen gestörten Schlaf-Wachrhythmus zurückzuführen ist, entsprechend aufzuklären.

Diese angeführten Beispiele der Situationshypertonie können wir beliebig erweitern. Sie veranlassten uns, vor dem BET stets nach bestimmten Ereignissen zu fragen, z. B. nach Stress, Angst, Hilflosigkeit, Konflikten, Genussmittelgebrauch, schlechtem Schlaf, Schmerzen, körperlicher Belastung.

Die meisten Menschen unseres Zeitalters leben im Stress, d. h. sie treten auf den Gashebel ihrer Lebensprozesse und stimulieren den Antreiber Sympathikus. Manche tun das sogar mit großer Intensität und dauerhaft. Die Relaxation während des Blutdruckentspannungstests ist faktisch die Bremse weil der Parasympathikus angeregt wird und somit den komplizierten psychobiologischen Organismus Mensch schont. Und nicht nur das: Die Parasympathikusstimulierung mittels Blutdruckentspannungstest schafft Ausgeglichenheit, Gelassenheit, Kohärenz, hohe Lebensqualität und somit auch Leistungsfähigkeit wie man sie braucht.

Wir möchten es unseren Lesern nachdrücklich an ihr Herz legen, wenn Ihnen Ihre Gesundheit am Herzen liegt, dann schonen Sie Ihr Herz mit der täglichen Ausführung der Relaxation des Blutdruckentspannungstests.
Den Blutdruck werden Sie dabei gut im Griff, d. h. im normalen Bereichen haben. Nehmen Sie noch einmal auch folgendes zur Kenntnis:

Mit Anwendung des von uns entwickelten und seit über 30 Jahren in der Praxis bewährten Blutdruckentspannungstests ist es möglich,

- eine sichere Diagnose Hypertonie, die vom echten Ruheblutdruck abgeleitet wird, zu stellen und jegliche Fehldiagnose und Fehltherapie zu vermeiden.
- einen Schutz gegen unnötige Arzneimitteleinnahmen zu bieten.
- Ihnen eine einfache leicht erlernbare kontrollierbare Relaxationstechnik zur Verfügung zu stellen.
- den realen niedrigen Blutdruck zu verifizieren.

Wenn Sie zur täglichen Anwendung der Prozedur des Blutdruckentspannungstests auch (ohne Messung) noch dazu eine Stunde wandern, den Wach-Schlaf-Rhythmus gewährleisten, wenig essen und positive Emotionen fördern, dann bleiben Sie gesund. Die Prävention ist immer schon besser und billiger gewesen als die Therapie. Wer gesund länger leben möchte, bleibt auf diese Weise fit.

Nachtrag

Wir erhalten häufiger die kritischen Bemerkungen, dass der Blutdruckentspannungstest zu viel Zeit kostet und dass Alleinstehende die Selbstdurchführung nicht realisieren können.

Zum ersten Argument ist zu sagen, dass dies nur eine faule Ausrede ist. Sie vergeuden bestimmt täglich mehr als 10 Minuten Zeit vor der Flimmerkiste. Sie versäumen nichts, wenn Sie diese 10 Minuten ausschalten. Sie gewinnen aber an Lebensqualität, wenn Sie 10 Minuten bei rhythmischem konzentriertem Atmen bzw. meditativem Atmen relaxieren. Ja, Sie schützen sich nicht nur gegen Herz-Kreislauf-Erkrankungen, sondern sogar gegen Krebs [Hecht 2010a].

Das zweite Argument ist zu akzeptieren. Wir haben auch daran gedacht und mehreren Firmen, die Blutdruckmessgeräte herstellen, unsere Konzeption zur Automatisierung des Blutdruckentspannungstests angeboten. Leider ohne Erfolg. Auch die medizinischen Gesellschaften haben nicht auf unsere zahlreichen Publikationen reagiert. Für manche ist es eben schwer zu verstehen, dass die Blutdruckregulation ein psychoneurokardiologischer Vorgang ist. Wenn dieses von der Medizin erkannt und anerkannt wird, wird es keine Bankrotterklärung bezüglich der medikamentösen Therapie des hohen Blutdrucks geben, wie sie im Zusammenhang mit der EURO-ASPIRE-Studie 2007 [Dr. Zylka-Menhorn] auf dem europäischen Kardiologenkongress in Wien erfolgte (siehe auch Abschnitt 1 und 7).

Wir empfehlen aber den „Singles" (Alleinstehende) die Gemeinschaft zu suchen. Auch das ist ein Präventionsplus für eine gute Lebensqualität.

Sie können den Blutdruckentspannungstest zu jeder Zeit auch ohne Blutdruckmessung und in der Gemeinschaft durchführen.

Stress – Sympathikotonus – Parasympathikotonus

In der psychoneurokardiologischen Regulation spielen die beiden Systeme der vegetativen Nerven, Parasympathikus und Sympathikus, eine sehr wichtige Rolle. Der Parasympathikus ist der Bremser, der Sympathikus der Antreiber, der Stimulator der Funktionen.

Nun gibt es Menschen, die als Sympathikotoniker eingestuft werden. Bei ihnen laufen alle Funktionen schneller ab. Die Herzfrequenz ist im Ruhezustand mit > 75/Min ausgewiesen, auch der Blutdruck kann in Ruhe 130/85 mmHg betragen. Andererseits gibt es Parasympathikotoniker. Bei ihnen laufen alle Prozesse langsamer ab. Die Herzfrequenz liegt unter 60/Min. Der Blutdruck unter 110/70 mmHg. Dazwischen stuft man den Normotoniker ein, dessen Körperparameter dazwischen liegen. Oder anders ausgedrückt, sie werden auf den statistischen Mittelwert der Parameter einer größeren Bevölkerungsgruppe eingestuft.

Es gibt elektrophysiologische, diagnostische Geräte, mit denen man heute bestimmen kann, wer Sympathikotoniker, Normotoniker oder Parasympathikotoniker ist.

Prof. Dr. Ivan Engler aus Salzburg, der Erfinder der ionisierten Sauerstofftherapie (iO_2Th) bestimmt vor der Behandlung mit dieser Methode den Typ. Er hat herausgefunden, dass der Sympathikotoniker negative Sauerstoffionen benötigt und der Parasympathikotoniker positive Sauerstoffionen [Engler 2001].

Es ist auch seit langem bekannt, dass Stressoreneinflüsse beim Parasympathikotoniker anders wirken können als beim Sympathikotoniker.

Zunächst sollen erst einmal einige Erläuterungen zum Stress folgen. Stress ist eine unspezifische Körperfunktion, bei der der Sympathikotonus erhöht wird. Damit steigen bestimmte Hormone (z. B. Adrenalin, Cortisol) und viele Körperfunktionen an. Der Eustress ist für den Menschen wichtig, weil er bei Anforderungen (körperliche und geistige) den Menschen in die richtige Leistungsbereitschaft versetzt. Wenn die Anforderung vorbei ist, zieht sich der Sympathikus zurück und der Parasympathikus tritt in Erscheinung. Häufig finden wir nach einem Eustress für kurze Zeit bei den Körperprozessen niedrige Werte, bevor sie wieder in die „Normotonie" übergehen. Wenn keine Erholungspause auftritt, gerät der Mensch (individuell unterschiedlich) nach einiger Zeit in den Dysstress. Das ist der gefürchtete krankmachende Stress.

Stress ist die Körperfunktion, die gemessen werden kann. Stressor wird der Faktor genannt, der Stress auslöst. Diesen kann man in Bezug auf seine Wirkung auf den Menschen nicht messen, weil jeder Mensch einen Stressor unterschiedlich verarbeiten kann. Für den einen kann derselbe Stressor ein Leistungsstimulator sein, für den anderen bereits eine Überforderung und Überbelastung. Stressoren sind z. B. verschiedene Umweltreize wie Lärm, Elektrosmog, Umweltchemikalien.

Häufig auftretende Stressoren sind jene Faktoren, die als emotionale Stressoren oder als psychosoziale Stressoren bezeichnet werden, z. B. Angst, Schmerzen, Hektik, Psychoterror, Mobbing, Konflikte, Autofahren, unregelmäßige Tagesrhythmen, schlechter Arbeits- und Lebensstil, Völlerei, Alkohol usw. Aber auch Unterforderung kann stressen, z. B. Bewegungsmangel, soziale Isolierung (Einsamkeit). Schließlich ist noch eine schlechte Schlafqualität als starker Stressor zu nennen.

Prof. Hans Selye, Entdecker des Stresses und Autor der heute gültigen Stresskonzeption, hat einen Dreiphasenverlauf (ohne Zeitbezug) beschrieben (Abbildung 31).

Der deutsche Stressforscher Dr. Siedek [1955] hat für den Normotoniker bei Eustress auch drei Phasen beschrieben, die sich von denen von Hans Selye etwas unterscheiden: Vorphase, Alarmphase, Erholungsphase. Wenn die Erholungsphase ausbleibt, entsteht Dysstress (Abbildung 32).

Im Zusammenhang mit diesen Untersuchungen wurde noch deutlich, dass bei Sympathikotonikern und Vagotonikern der vegetative Dreitakt unter Stressoreneinfluss mit beträchtlichen Unterschieden verläuft. Beim Sympathikotoniker fehlt in diesem vegetativen Dreitakt die parasympathische Vorphase und die Erholungsphase verringert sich. Sie wird bei häufigeren Stressreizungen sehr schnell eliminiert (Abbildung 32).

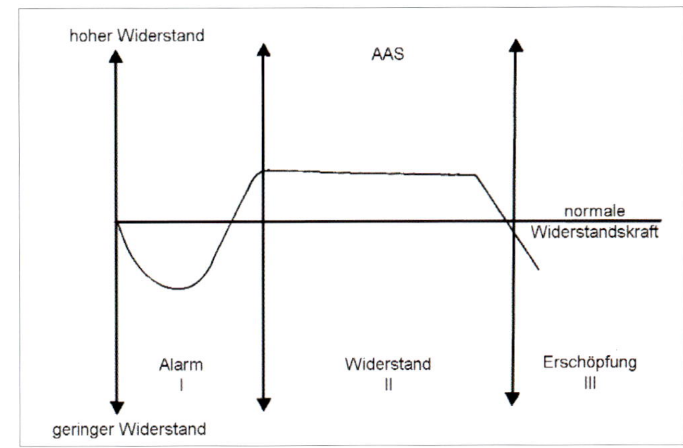

Abbildung 31:
Schema des Dreiphasenverlaufs des Stresses nach Selye (Allgemeines Adaptations-Syndrom AAS)

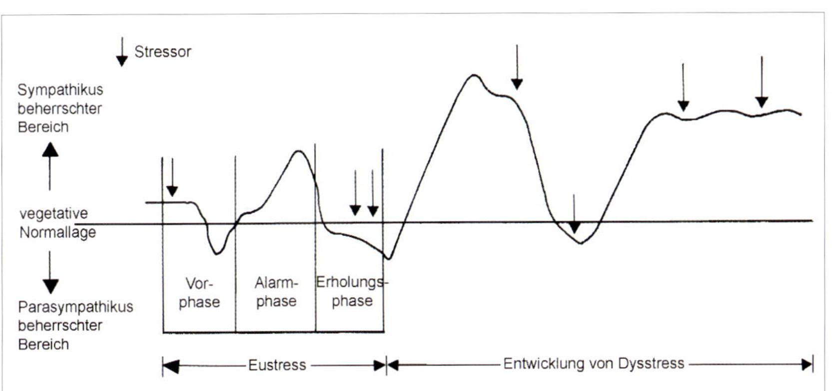

Abbildung 32:
Der vegetative Dreitakt des Stresses nach Siedek. Bei gehäuftem und verstärktem Stressoreneinfluss kann die Erholungsphase aufgeschoben werden und es entsteht Dysstress
[modifiziert nach Siedeck 1955]

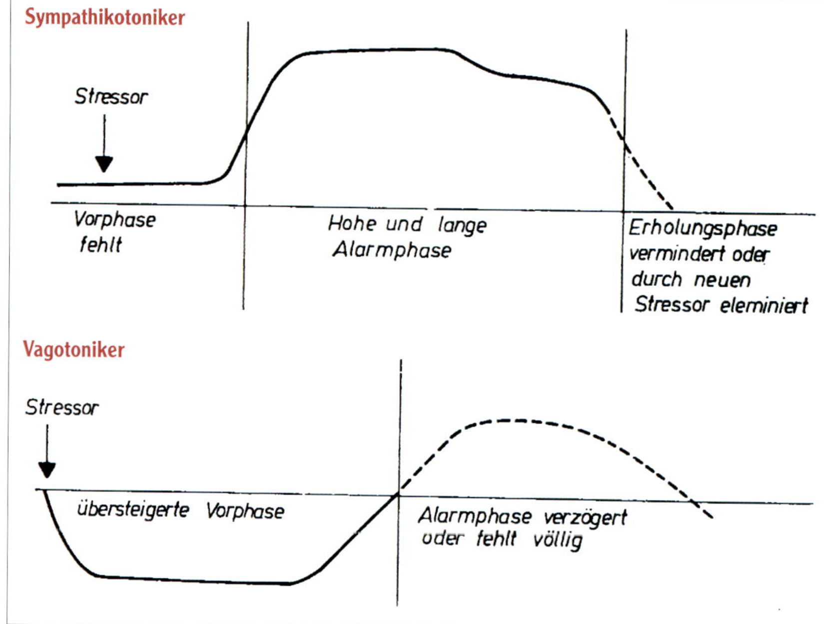

Abbildung 33: Veränderung des vegetativen Dreitakts des Stresses in Abhängigkeit von den extremen vegetativen Reaktionslagen (Sympathikotonus und Vagotonus) [modifiziert nach Siedeck 1955]

Der Vagotoniker dagegen hat unter Stress eine übersteigerte Vorphase. Die Alarmphase tritt verspätet auf oder fehlt völlig. Daraus lässt sich erklären, dass bei Stressoreneinfluss, insbesondere bei der chronischen Verlaufsform des Dysstresses, der Vagotoniker hypofunktionelle, der Sympathikotoniker dagegen hyperfunktionelle Veränderungen zeigt. Die Tabelle 9 demonstriert dies für Extremfälle.

Sympathikotoniker	Vagotoniker
Denkblockaden	Schwindelgefühl
Aggression	Depression
verringerte Immunabwehr	verringerte Immunabwehr
Herzinfarktgefahr	Bronchialasthma
Bluthochdruck	niedriger Blutdruck
Hyperglykämie (hoher Blutzucker)	Hypoglykämie (niedriger Blutzucker)
Schäden der Nebenniere	Magengeschwüre, Darmleiden
Nierenschäden, Impotenz	Blasenerkrankungen

Tabelle 9: Auswirkungen der chronischen Verlaufsform des Stresses auf die Pathogenese verschiedener Funktionssteuerungen

Der Sympathikus und auch der Parasympathikus können durch Stressoren in die Dysregulation gebracht werden, wodurch, bezogen auf den Blutdruck, im ersten Fall die arterielle Hypertonie (hoher Blutdruck) und im zweiten Fall die arterielle Hypotonie (niedriger Blutdruck) entstehen.

Bei der Hypertonie ist eine regulative Schwäche des Parasympathikus und ein Überschießen des Sympathikus zu verzeichnen. Die Hypotonie beruht auf einer Schwäche des Sympathikus und auf dem Ausufern der Parasympathikusregulation.

Beim Hypertoniker müsste folglich der Parasympathikus gestärkt werden, z. B. durch Relaxation. Beim Hypotoniker müsste der Sympathikus gestärkt werden, z. B. durch geistige und körperliche Aktivität. Unsere diesbezüglichen Vorstellungen haben wir in folgenden Abbildungen dargestellt:

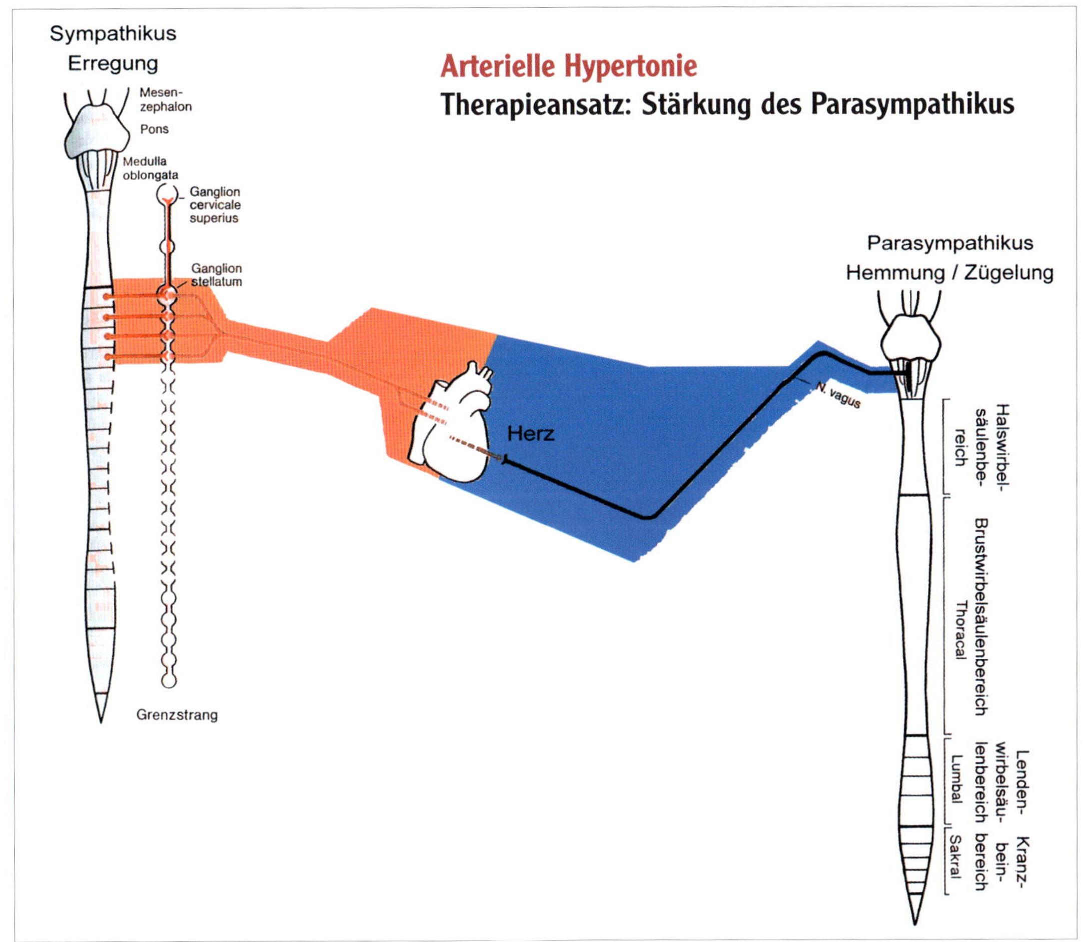

Abbildung 34: Arterielle Hypertonie. Insuffizienz (Schwäche) des Parasympathikus (Dysregulation) [Archiv Hecht]

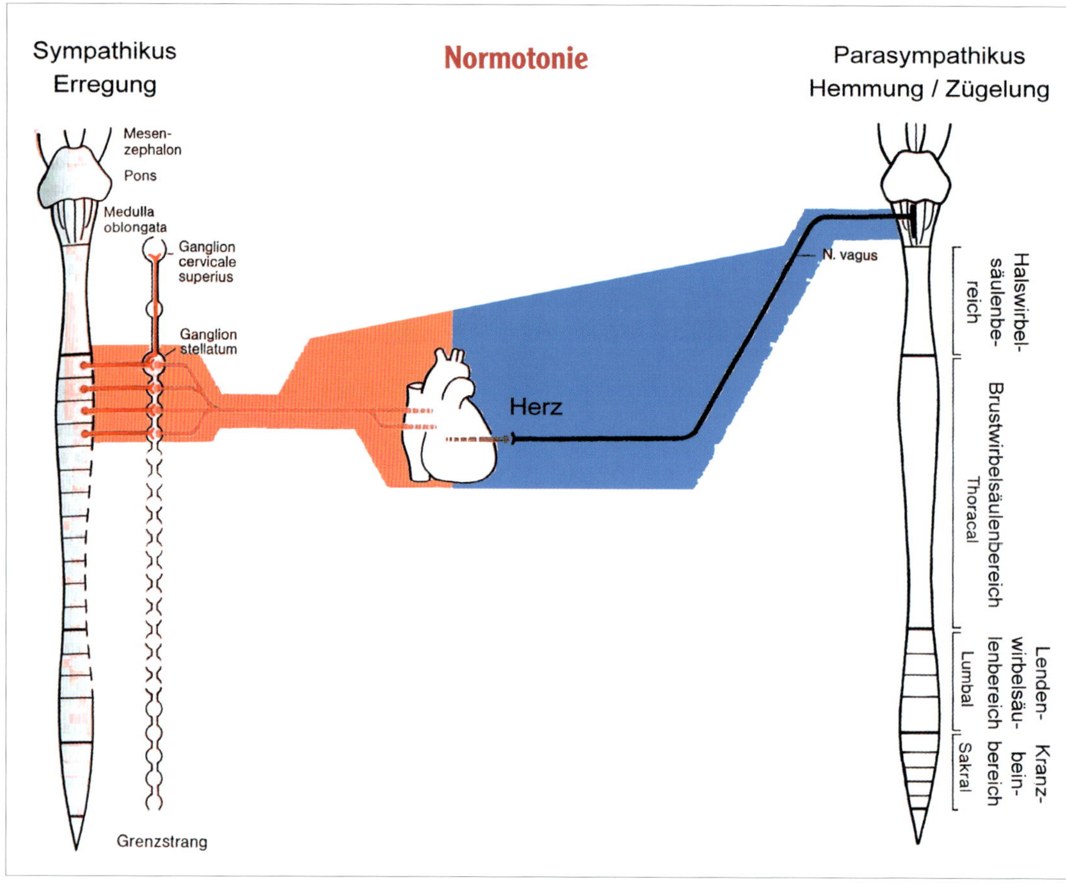

Abbildung 35: Normotonie. Ausgeglichene Balance zwischen Sympathikus und Parasympathikus [Archiv Hecht]

Aus diesen Erkenntnissen kann geschlussfolgert werden, dass bei der Diagnostik der arteriellen Hypertonie nicht nur der Blutdruck (aber richtig) gemessen werden sollte, sondern dass es erforderlich ist, eine Sympathikus-Parasympathikus-Bestimmung und eine Stressdiagnostik durchzuführen. Der von uns entwickelte Blutdruckentspannungstest kann bei Hypertonikern die Stärke des Parasympathikus prüfen.

Vermag der Patient seinen Blutdruck durch die Relaxation mittels mental gesteuertem Atmen innerhalb von zehn Minuten zu senken und das an sechs aufeinander folgenden Tagen, dann ist keine medikamentöse Therapie erforderlich, weil der Parasympathikus noch „ansprechbar“ ist und somit auf dieser Weise gestärkt werden kann.

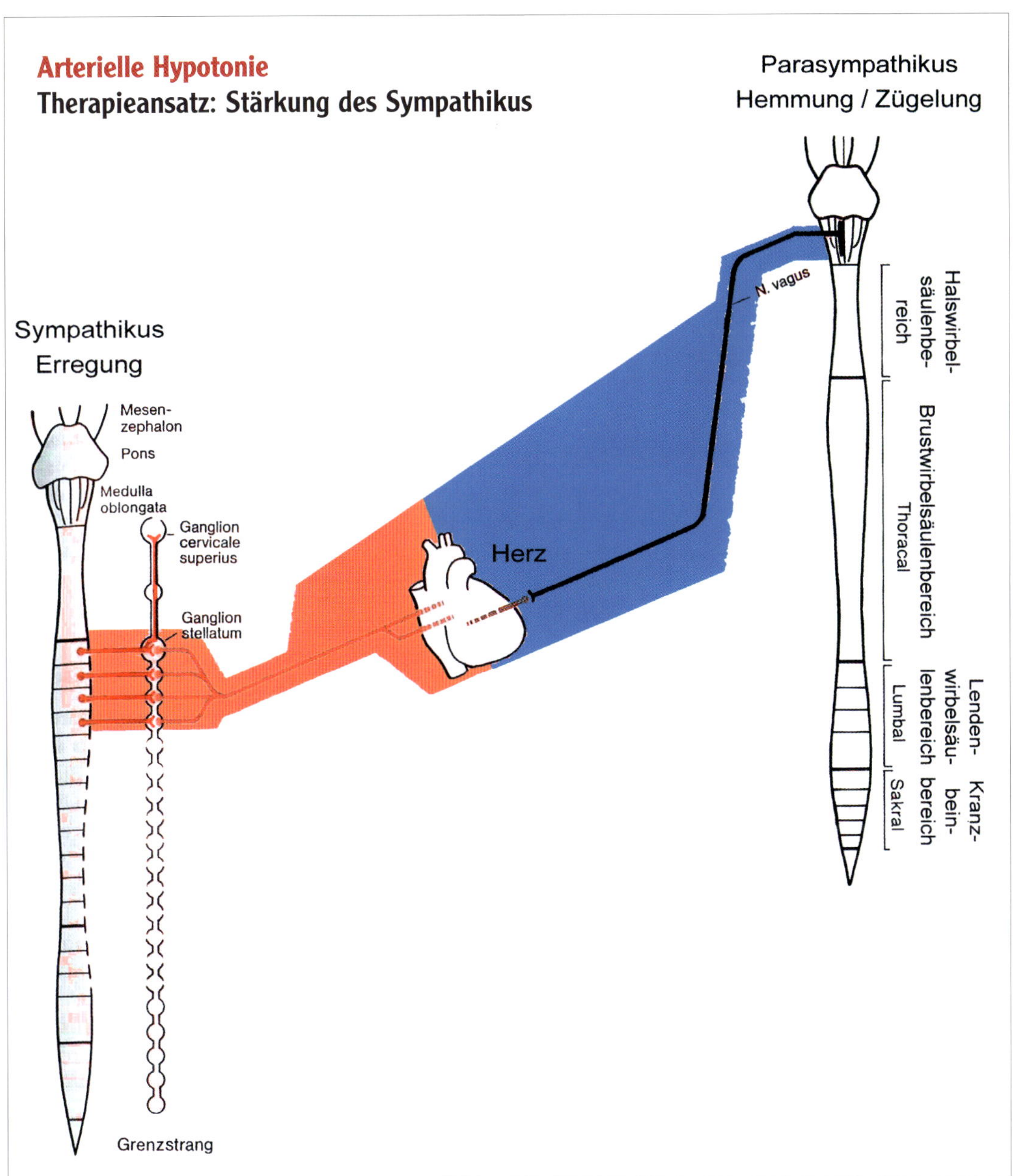

Abbildung 36: Arterielle Hypotonie. Insuffizienz des Sympathikus (Dysregulation)

[Archiv Hecht]

Zum richtigen Umgang mit dem niedrigen Blutdruck (arterielle Hypotonie)

Dem niedrigen Blutdruck wird in der Medizin relativ wenig Bedeutung beigemessen. Experten, die sich in diesem Bereich auskennen, sind der Auffassung, dass die arterielle Hypotonie das Stiefkind der Medizin sei. Oft stoßen Patienten mit niedrigem Blutdruck auf Unverständnis. Es gibt auch kein Medikament, welches den Blutdruck erhöhen könnte und zum Beispiel als Antihypotensivum bezeichnet würde.

Wenn derartige Stoffe wirklich eingesetzt wurden, dann gab es keinen durchschlagenden Therapieerfolg. Es wird sogar die Auffassung vertreten, dass arterielle Hypotonie keine Krankheit sei. Jedenfalls gibt es viele Widersprüche bezüglich der Menschen, die einen niedrigen Blutdruck ausweisen.

Kann man mit dem niedrigen Blutdruck 100 Jahre alt werden?

Bezüglich der arteriellen Hypotonie besteht die Lehrmeinung, wie sie zum Beispiel Gaehtgens, [Gaethgens, E. (1994): Peripherer Kreislauf: Hypotonie. In: K. Hierholzer; R. F. Schmidt (Hrsg.): Pathophysiologie des Menschen. Chapman and Hall, London u. a., S. 1711-1712] formulierte: „Ein niederer Blutdruck darf nicht schon per se als Krankheitssyndrom gewertet werden. Personen mit niederem Blutdruck haben im Durchschnitt sogar eine höhere Lebenserwartung als solche, mit normalen oder erhöhten Blutdruck". Wir haben aber bei unserer Literaturrecherchen keine Studie gefunden, die für die Hypotoniker eine höhere Lebenserwartung aufwiesen, als Normotoniker. Eine derartige Lehrmeinung, ist unbedingt reformbedürftig, weil der niedrige Blutdruck, wie bekannt und wie wir noch zeigen werden, von verschiedenen klinischen Symptomen begleitet werden kann, die sehr ernst zu nehmen sind.

Gemäß dieser Lehrmeinung erhalten die Patienten vom Arzt, wenn er wirklich einen niedrigen Blutdruck durch richtiges Messen verifiziert hat, die Empfehlung: „Mit diesem Blutdruck können Sie 100 Jahre alt werden". Der unter starkem Leidensdruck stehende Patient verlässt enttäuscht den Arzt. Manchmal ist das der Beginn einer Doktor-Shopping-Karriere.

Andererseits geht aus statistischen Gesundheitsberichten hervor, dass bei Menschen mit niedrigem Blutdruck mehr Arbeitsausfalltage zu verzeichnen sind als bei Menschen mit hohem Blutdruck. Jeder wird diese Angaben verstehen, wenn er die zahlreichen Begleitsymptome der arteriellen Hypotonie (niedriger Blutdruck) kennenlernt.

Was führt zum Arbeitsausfall durch niedrigen Blutdruck?

Dazu folgende Fallbeispiele:

1. Sabine F. ist 32 Jahre alt. Wenn sie morgens erwacht, fühlt sie sich wie zerschlagen. Am liebsten möchte sie im Bett liegen bleiben. Wenn sie sich erhebt, wird es ihr schwindelig. Alle Handlungen vollziehen sich langsam. Sie fühlt sich wie im Trancezustand. Außerdem hat sie schlechte Laune und depressive Stimmung. Eine Tasse Kaffee am Morgen macht sie manchmal munter, manchmal auch nicht. Sie schleppt sich förmlich zur Arbeit und erwirbt sich dort den Beinamen „Morgenmuffel".

Gegen Mittag „erwacht" sie plötzlich. Sie ist voll leistungsfähig. Das hält sogar bis zum Abend an. Dann beginnt aber diese Qual wieder am nächsten Morgen von neuem. Das geht nun schon seit über zehn Jahren so.

Eine Untersuchung mit dem Blutdruckentspannungstest ergibt RR = 91/62 mmHg. Die Ursache ihrer Morgenqualen ist der niedrige Blutdruck.

2. Hanni V. ist 46 Jahre alt, wurde uns überwiesen mit der Diagnose Depression. Acht Jahre lang erhielt sie die verschiedensten Antidepressiva, die ihren Zustand eher verschlimmerten. Seit fünf Jahren klagt sie über unruhige Beine, Ziehen und Kribbeln. Das beginnt gewöhnlich am Abend.

Auch Hanni V. berichtet, dass sie früh nicht aufstehen kann und völlig zerschlagen ist. Schwindel plagt sie nicht nur beim Aufstehen aus dem Bett, sondern auch im Laufe des Tages. Sie quält sich den ganzen Tag mit Schwäche, Erschöpfung, Müdigkeit, Motivationslosigkeit und mit einem intensiven Leistungsdefizit. Mehrmals wurde sie arbeitsunfähig geschrieben. Sie verlor vor wenigen Wochen ihren Arbeitsplatz, weil sie die geforderte Leistung nicht erbrachte. Ihr Ruheblutdruck 89/61 mmHg.

Die unruhigen Beine sind Ausdruck des sogenannten Restles-leg-syndroms, welches u. a. durch Langzeitgaben von Antidepressiva entsteht. Diese Nebenwirkung des Medikaments hat eine zweite Krankheit verursacht. Wäre vom Arzt bei Hanni V. der Blutdruck gemessen worden, hätte das einen anderen Therapieansatz zur Folge gehabt.

Symptomatik der Hypotoniker

Seit mehr als 50 Jahren ist folgende klinische Symptomatik bei Patienten mit niedrigem Blutdruck bekannt:

- **Müdigkeit**
- **Leistungsschwäche**
- **matte oder gespannte Erschöpfung**
- **Reizbarkeit**
- **depressive Stimmung**
- **Ängste**
- **Motivation- und Antriebsarmut**
- **Grübeln/Gedankenkarussell**
- **Schlafanfälle am Tage, besonders im monotonen und warmem Umfeld**
- **kalte Füße und Hände**

- **Schweißausbrüche**
- **Schwindel**
- **Wortfindungsstörungen**
- **manchmal plötzliche Ohnmacht**
- **Druck in der Herzgegend**
- **Extrasystolen mit auf das Herz bezogene Angstgefühle**
- **Morgenmuffelsyndrom**
- **schweres Aufstehen**
- **verlangsamter Morgenstart**
- **Gefühl des nicht Ausgeschlafenseins**
- **plötzlicher Gähnzwang, der kaum zu unterdrücken ist**
- **immerwährende Tagesmüdigkeit**
- **gesteigertes körperliches Leistungsdefizit**
- **Augenflimmern**
- **Taubheitsgefühl in den Ohren**
- **Tinnitus**
- **Wetterfühligkeit**
- **Elektrosensibilität**
- **Schwindel und Müdigkeit, besonders nach den Mahlzeiten**
- **Würgegefühl im Hals**
- **Gefühl des Nichtdurchatmenkönnens**
- **Seufzeratmung**
- **Hyperventilation (schnelles Atmen)**
- **Halswirbelsäulenprobleme**
- **Nackenverspannungen**
- **Nacken-Schultersyndrom**
- **Verdauungsprobleme**
- **Unverträglichkeit von Speisen**
- **immerwährendes Völlegefühl**
- **Wechseln von Durchfall und Verstopfung**
- **unbestimmte Bauchbeschwerden**
- **Nächtliches Erwachen mit Herzrasen**

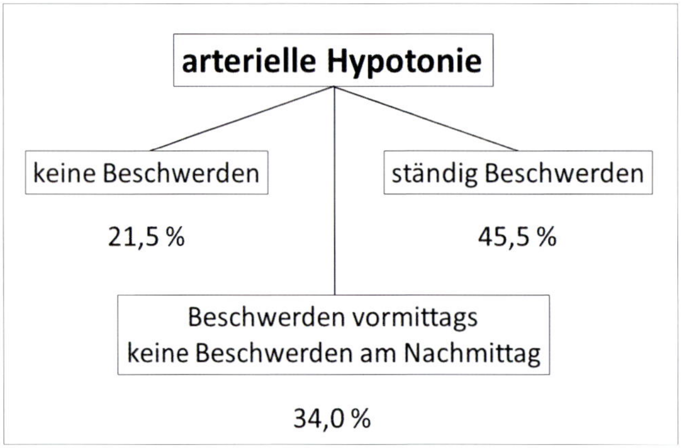

Die lange Reihe von Symptomen tritt nicht immer gleichzeitig bei einem Menschen auf. Bei manchen sind es nur die Symptome des Morgenmuffels, bei anderen können die Probleme des Verdauungssystems, bei wieder anderen nur Kreislaufstörungen im Vordergrund stehen. Auch ist es möglich, dass mal diese, mal jene Symptome der angeführten Liste auftreten können. Bei fast allen Hypotonikern treten aber Nackenverspannungen und Halswirbelsäulenbeschwerden auf.

Abbildung 37: Verteiltes Beschwerdenbild von 356 Personen mit einem niedrigen Blutdruck (systolischer BD < 110 mmHg)

arterielle Hypotonie

keine Beschwerden

21,5 %

ständig Beschwerden

45,5 %

Beschwerden vormittags
keine Beschwerden am Nachmittag

34,0 %

Wir unterscheiden drei Typen der arteriellen Hypotonie:

Bei manchen Patienten mit niedrigem Blutdruck sind die Symptome überhaupt nicht vorhanden, bei anderen erstrecken sie sich nur auf den Vormittag. Andere dagegen plagen sich damit ganztägig, tagein, tagaus.

Die arterielle Hypotonie ist offensichtlich eine „launische Dame", welche die Ärzte und Ärztinnen offensichtlich nicht verstehen können.

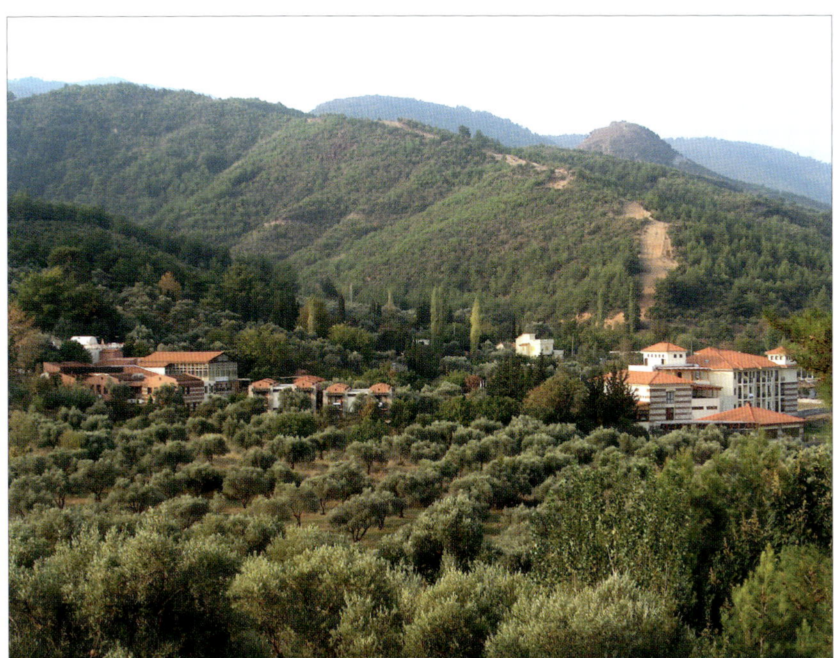

Abbildung 38:
Kurzentrum NaturMed. Im Hintergrund das Samsongebirge
(Archiv Hecht)

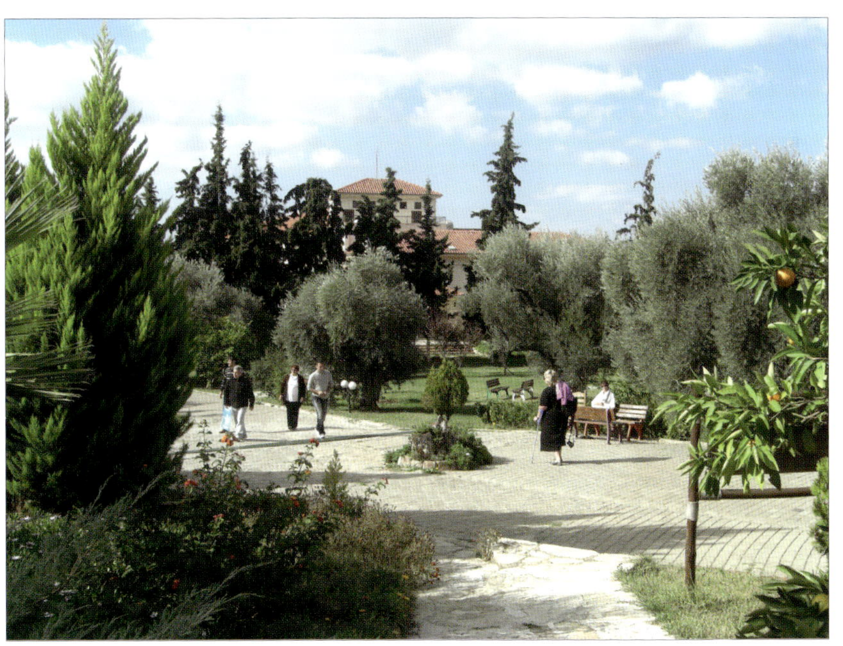

Abbildung 39:
Gut für Herz und Seele immer in der frischen Luft und in der Natur im Kurzentrum Davutlar
(Foto Scherf)

Wir haben umfangreiche Untersuchungen angestellt, die bei Wiederholungen immer die gleichen Ergebnisse erbrachten.

Im naturheilkundlich orientierten Kurzentrum NaturMed Davutlar (Westtürkei) führten wir routinemäßig den Blutdruckentspannungstest durch. Von 836 Personen des Jahres 2007 hatten 356 einen niedrigen Blutdruck, d. h. systolische Blutdruckwerte unter 110 mmHg. Das ist ein Anteil von 42,6 %. Die Zahl stimmt dabei mit der aus früheren Untersuchungen in Deutschland und in der Türkei überein.

Von diesen 356 Personen mit einem niedrigen Blutdruck hatten 21,5 % keine Beschwerden. 34,0 % nur Beschwerden am Vormittag und 45,5 % ständige, ununterbrochene Beschwerden, das heißt belastende Symptome von jenen, die vorstehend aufgezählt worden sind.

Die Blutdruckwerte unterscheiden sich von diesen Gruppen nur unwesentlich. Wir untersuchten bei den Personen mit Beschwerden die Anteile von einigen Symptomen, die am häufigsten vorkamen und stellten dabei fest:

depressive Stimmungen 28 % davon wurden mit Antidepressiva therapiert	75,2 %
Morgenmuffelsyndrom (Schweres Aufstehen, Gefühl mangelnder Erholung nach dem Schlaf, schwerer Morgenstart, Gleichgewichtsstörungen, Schwindel)	75,6 %
Gleichgewichtsstörungen, Schwindel, Ohrensausen, Augenflimmern	77,4 %
Nackenverspannungen, Halswirbelsäulenprobleme	84,5 %
Wetterfühligkeit	80,9 %
Schlafstörungen (nächtliches Aufwachen mit Herzrasen)	47,5 %
Tinnitus	28,3 %
Migräneanfälle	24,1 %
Elektrosensibilität	10,2 %

Die Testergebnisse im Detail:

	Gesamt	Männer	Frauen
systolischer Ausgangsblutdruck (mm Hg)	115 ± 11	118 ± 10	113 ± 12
diastolischer Ausgangsblutdruck (mm Hg)	68 ± 7	69 ± 7	68 ± 8
Amplitude Ausgangsblutdruck (mm Hg)	47 ± 10	49 ± 9	45 ± 10
Puls Ausgangswert (f/min)	73 ± 12	71 ± 12	74 ± 111

Tabelle 10: Mittlere Ausgangswerte des BET

[Hecht et al. 2011] OM u. Ernährung 131

	Gesamt	**Männer**	**Frauen**
systolischer Ruheblutdruck (mm Hg)	98 ± 8	100 ± 6	97 ± 8
diastolischer Ruheblutdruck (mm Hg)	63 ± 8	63 ± 8	63 ± 8
Amplitude Ruheblutdruck (mm Hg)	35 ± 8	37 ± 7	34 ± 8
Puls Ruhewert (f/min)	71 ± 11	69 ± 11	72 ± 10

Tabelle 11: Mittlere Ruheblutdruckwerte des BET

[Hecht et al. 2011] OM u. Ernährung 131

Anzahl der Patienten	keine Beschwerden N = 72	Beschwerden nur Vormittags N = 122	Beschwerden den ganzen Tag N = 162
(prozentualer Anteil)	**21,5 %**	**34,0 %**	**45,5 %**
systolischer Ruheblutdruck (mm Hg)	100 ± 8	99 ± 7	96 ± 8
diastolischer Ruheblutdruck (mm Hg)	63 ± 8	64 ± 8	62 ± 8
Amplitude Ruheblutdruck (mm Hg)	37 ± 8	35 ± 7	34 ± 8
Puls Ruhewert (f/min)	69 ± 9	71 ± 11	73 ± 1

Tabelle 12: Ruheblutdruck und Beschwerden (Mittelwert ± Standardabweichung)

[Hecht et al. 2011] OM u. Ernährung 131

Symptom	Häufigkeit der der klinischen Begleitsymptomatik	**Systolischer Blutdruck** (mmHg)		**Diastolischer Blutdruck** (mmHg)	
	(%)	Mittel	s	Mittel	s
Morgentief-Syndrom	78,6	97,4	7,47	62,7	7,76
chronische Müdigkeit, fehlender Antrieb	78,6	97,4	7,47	62,7	7,76
Depressive Symptomatik	75,6	97,4	7,47	62,7	7,76
Schwindelanfälle	77,5	97,4	7,49	62,8	7,67
Kopfschmerzen, Kopfleere	77,5	97,5	7,46	62,8	7,67
HWS-Symptome	84,5	97,6	7,48	62,7	7,67
Wetterfühligkeit	80,9	97,5	7,51	62,7	7,82
Schlafstörung	47,5	96,8	7,71	62,2	7,67
Tinnitus	28,3	96,9	8,03	62,0	7,83
Migräneanfälle	24,1	95,1	8,44	61,6	7,26

Tabelle 13: Prozentuale Anteile der klinischen Beschwerden von der gesamten Gruppe (n = 356) und die dazugehörigen Mittelwerte und Standardabweichungen des systolischen und diastolischen Blutdruckes

[Hecht et al. 2011] OM u. Ernährung 131

Pathophysiologischer Hintergrund der Hypotonie

Die Pathophysiologie ist die Lehre von den Funktionen, die bei der Entwicklung eines Krankheitsprozesses in Erscheinung treten.

Pathophysiologisch wird die sogenannte primäre idiopathische essentielle Hypotonie (niedriger Blutdruck, der nicht mit organischen Krankheitserscheinungen einhergeht) als eine Insuffizienz (Schwäche) der Sympathikusregulation ausgewiesen. Hierbei soll der Sympathikus so schwach sein, dass das Überwiegen des Parasympathikus eine Balancestörung im Herz-Kreislauf-System bewirkt. Der Parasympathikus erlangt dabei ein so starkes Übergewicht, dass eine Regulationsstörung mit Erschöpfung, Depression, Motivationsverlust usw. auslöst wird.

Diese Auffassung ist grundsätzlich richtig, sie erklärt aber beispielsweise nicht, warum wir drei verschiedene Beschwerdegruppen unter den Hypotonikern finden konnten, die sich in der Höhe ihres Blutdrucks kaum unterschieden. Als ein anderes mögliches Erklärungsmodell möchten wir mit Bezug auf Kuklinski [2008a und b,] den nitrosativen Stress anführen, der möglicherweise für die von uns und anderen [Hecht et al. 1991; Hecht und Balzer 1999] beobachtete Begleitsymptomatik der Patienten mit niedrigem Blutdruck mitverantwortlich sein könnte.

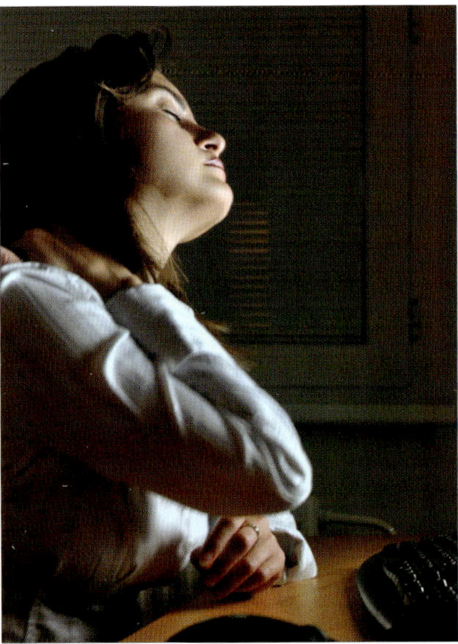

Abbildung 40: Bei niedrigem Blutdruck und Nackenbeschwerden immer müde und ohne Motivation [Shutterstock]

Kuklinski [2008a] beobachtete in der klinischen Praxis, dass „eine Hypotonie mit systolischen Werten von unter und um 100 mmHg einen nitrosativen Stress signalisiert“. Als nitrosativer Stress wird der chronische Überschuss an NO im menschlichen Körper bezeichnet, der häufig mit oxidativen Stress (O_{2^-}) vergesellschaftlicht ist [Kuklinski 2008a und b, 2006, 2005; Lincoln et al. 1997; Pall 2007; Salvemini et al. 2001].

Kuklinski verweist in diesem Zusammenhang auf Schädigungen der HWS (Halswirbelsäulen)-Gelenke, die zu wiederholten Mikrohypoxien (Sauerstoffmangel) im Gehirn führen und Promotor (Verursacher) neurologisch-psychiatrischer Erkrankungen sein können. Die chronisch sich wiederholenden Sauerstoffmangelerscheinungen im Gehirn haben nach Kuklinski die gesteigerte Synthese von nitrosativen und oxidativen Stress (freie Radikale) zur Folge.

Unsere Ergebnisse zeigen, dass bei 84,5 % der Patienten Nackenverspannungen bzw. Halswirbelprobleme zu verzeichnen waren, die zum Teil schmerzhaft verliefen.

Nach den Beobachtungen von Kuklinski fehlt bei Patienten mit chronischen Schlafstörungen und mit sich wiederholenden NO-Anstiegen nach deren Erwachen der Erholungseffekt. Außerdem ist eine lange Anlaufzeit am Morgen, bei Beschwerden an der HWS zu verzeichnen. In diesem Zusammenhang ist an das Morgenmuffelsymptom (78,6 %) bei unseren Patienten zu erinnern.

Nitrosativer und oxidativer Stress wirken bei Mikrohypoxien

Schließlich führt Kuklinski [2008a] als Folgeerscheinungen von chronischen nitrosativen und oxidativen Stress, (die sich beide ganzkörperlich verbreiten können) Migräne, chronisches Müdigkeits- und Erschöpfungssyndrom, Depressionen, Morbus Parkinson u. a. Gleiche Erscheinungen fanden wir bei einem Teil unserer Patienten und Patientinnen.Diese Folgeerscheinungen von chronischem nitrosativem Stress führen nach Kuklinski [2008] zu massiven Vitamin B12-, Kalium- und Magnesiumverlusten.

Er berichtet, dass diese pathologischen Erscheinungen durch mehr Bewegung (Nordic Walking, Joggen usw.), die Umstellung auf eine kohlehydratarme Nahrung und eine individuelle differenzierte Verabreichung von diversen Mikronährstoffen (vor allem Vitaminen, Enzymen und Mineralien) zu beseitigen waren. Kuklinski [2008a] beobachtete, dass ein Großteil dieser Patienten mit den angeführten Mangelerscheinungen durch Medikamente nicht beeinflusst werden konnte.

Unsere Erfahrungen besagen das Gleiche, nämlich dass viele der „Hypotonie-Patienten“ keine Linderung ihres Leidensdrucks durch Medikamente erfuhren. Sie befanden sich häufig auf „Doktorshopping“ ohne entsprechende Hilfe zu erhalten. Gewöhnlich wurden unsere Patienten, ohne den Blutdruck zu beachten, von ihrem behandelnden Arzt mit solchen Diagnosen, wie Überlastungssyndrom, Burnout Syndrom, psychonervale Erschöpfung, Depressionen, Schlafstörungen „hilfsweise bedacht“ und somit medikamentös uneffektiv therapiert.

Aufklärung und gesunde Lebensweise

Bei den meisten unserer „Hypotoniepatienten“ führte die Aufklärung über ihre Beschwerden dazu, dass sie in der Folgezeit während und nach der Kur besser mit ihren den niedrigen Blutdruck begleitenden Symptomen umgehen konnten. Unsere einfachen Empfehlungen: Regelmäßige Körperbewegung, regelmäßiger Schlaf-Wachrhythmus (Kopfkissen aus Naturkautschuk), ausreichende Flüssigkeitszufuhr, Wechselbäder oder Wechselduschen warm – kalt, kleine Mahlzeiten, Mineralien, vor allem Siliziummineralien, speziell Klinoptilolith-Zeolith und Vitamine sowie Pflege von sozialen Kommunikationen (zur Überwindung von Motivationsmangel und depressiven Störungen) wurden von den meisten Patienten angenommen und realisiert, weil sie Linderung verspürten. Sie waren auch immer sehr dankbar dafür, über die Hypotonie und ihre Begleitsymptomatik aufgeklärt worden zu sein. Zuvor war ihnen dieses nie widerfahren.

Die Ähnlichkeit der Symptomatik, die Kuklinski [2008a und b] bei seinen Patienten mit nitrosativem und oxidativem Stress nachwies und der unserer Patienten mit niedrigen Blutdruck, veranlasste uns zu der folgerichtigen Hypothese, dass die den niedrigen Blutdruck begleitenden Symptome durch, von chronisch schwachen, sich wiederholenden Hypoxien (Sauerstoffmangel) durch Nackenverspannungen, HWS-Syndrom ausgelösten, nitrosativen Stress bedingt sind.

Unter diesem Aspekt lassen sich vielleicht auch die unterschiedlichen drei Reaktionsgruppen (ohne Symptome, Symptome nur vormittags und dauerhaftes Vorhandensein der Symptomatik) erklären. Es ist denkbar – und das stellten wir auch wiederholt fest –, dass die symptomlosen Hypotoniker durch ihre Lebensweise den chronischen nitrosativen und oxidativen Stress gar nicht entwickeln ließen oder nur zeitweise wie bei der „Vormittagsgruppe". Dafür sprechen die von uns beobachteten Therapieeffekte während der bereits beschriebenen Asklepioskur und während der Applikation des Antioxidantienwirkung besitzenden SiO_2-reichen Klinoptilolith-Zeoliths. [Hecht und Hecht-Savoley 2007, 2011]

Niedriger Blutdruck kann Schlaganfall auslösen

In diesem Zusammenhang möchten wir empfehlen, den Patienten mit niedrigem Blutdruck und dieser begleitenden Symptomatik größere Aufmerksamkeit zu schenken, weil das Absinken des Blutdruckes auch die Gefahr eines cerebralen Gehirninsults (Schlaganfall) in sich verbergen kann.

Das konnten überzeugend Untersuchungen von Kehl et al. [1994] belegen, die durch transcraniale Doppleruntersuchungen als Monitoring während Carotisoperationen vorgenommen wurden. Das Abfallen des systolischen Blutdrucks $\leq$ 80 mmHg erhöhte die Gefahr eines cerebralen Insults (Schlaganfall) erheblich. Das Stiefkinddasein der arteriellen Hypotonie in der Medizin sollte baldmöglichst im Interesse der unter starkem Leidensdruck stehenden Patienten und der angeführten Risiken, die das Absinken des systolischen Blutdrucks verursachen, beendet werden.

Der niedrige Blutdruck birgt nicht weniger Risiko für Schlaganfall und Herzinfarkt als der hohe Blutdruck. Prof. Dr. Karl Hecht kann über Beobachtungen an zwei Patienten berichten, die mit einem niedrigen Blutdruck an schweren ischämischen Herzerkrankungen litten. Ganz besonders ist aber das Risiko für neurologisch-psychische Erkrankungen zu beachten. Dies ist bisher weder von der Kardiologie noch von der Neurologie und klassischen Medizin zur Kenntnis genommen worden.

Die psychobiologische Persönlichkeit des Hypotonikers

Als Schlussfolgerung ihrer Untersuchungsergebnisse über den Zusammenhang von emotionellem Stress und niedrigem Blutdruck hat die von Prof. Dr. Karl Hecht betreute Doktorandin Mirjam Reiner den Versuch einer Beschreibung und Charakterisierung der psychobiologischen Persönlichkeiten des arteriellen Hypertonikers vorgenommen.

Sie beschrieb drei verschiedene Typen analog und inhaltlich gleich zu denen, die

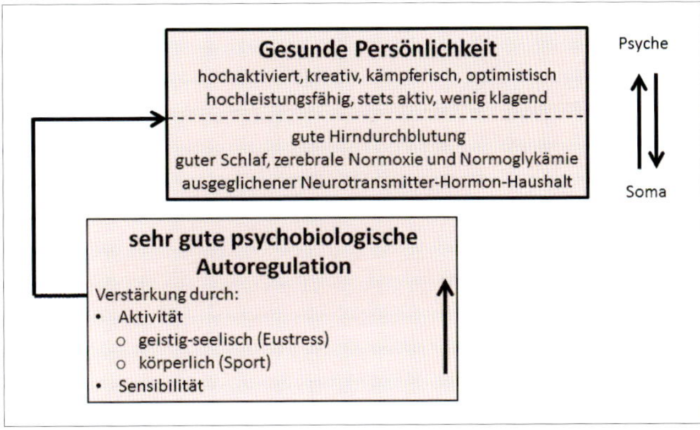

Abbildung 41 (oben): Hypotoniker (niedriger Blutdruck) als hochleistungsfähiger, konstitutioneller Parasympathikotoniker mit sehr guter psychobiologischer Autoregulation (Modellschema, vereinfacht) [Reiner und Hecht 2001]

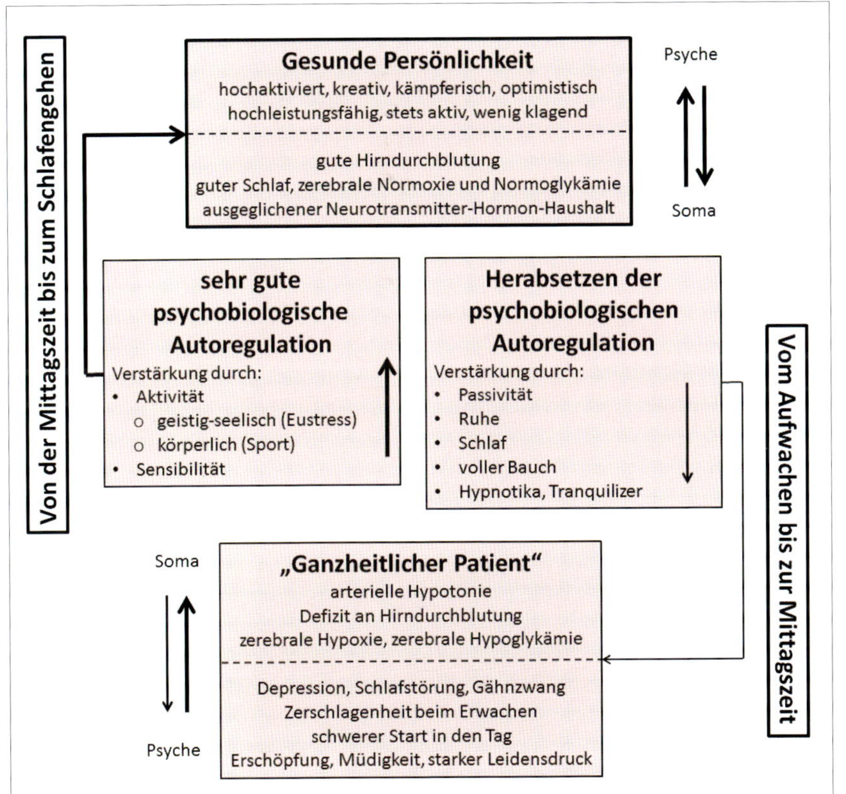

Abbildung 42 (links): Arterieller Hypotoniker (niedriger Blutdruck) als Zweitageszeitpersönlichkeit mit gespaltener chronopsychobiologischer Autoregulation (Modellschema, vereinfacht) [Reiner und Hecht 2001]

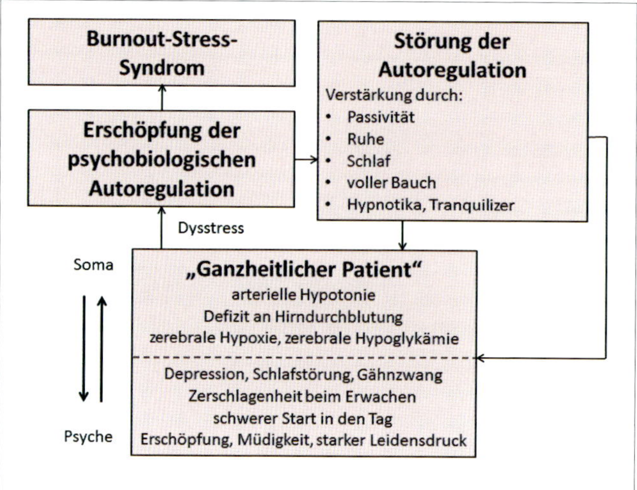

Abbildung 43: Psychobiologisch regulationsgestörter arterieller Hypotoniker (niedriger Blutdruck) mit Symptomatik der Neurasthenie (Modellschema, vereinfacht) [Reiner und Hecht 2001]

wir vorstehend schon in ihrem Verhalten kennengelernt haben:

Erstens: Hochleistungsfähiger konstitutioneller Parasympathikotoniker mit sehr gut ausgeprägter Autoregulation (Abbildung 41).

Zweitens: Zweitageszeitpersönlichkeit mit gespaltener chronopsychobiologischer Autoregulation (Abbildung 42).

Drittens: Hypotoniker mit permanenter neurasthenischer Symptomatik (Abbildung 43).

Erklärungen:
Normoxie = normale Sauerstoffversorgung
Normoglykämie = normaler Blutzuckerspielgel
zerebral = auf das Gehirn bezogen
Hypnotika = Schlafmittel
Tranquilizer = Beruhigungsmittel
Hypoxie = Sauerstoffmangel
Hypoglykämie = herabgesetzter Blutzuckerspiegel

Zur Entstehung von Depressionen

Der relativ große Anteil der Hypotoniker, die mit Antidepressiva behandelt wurden, hat uns veranlasst weitere Untersuchungen anzustellen. (Ausführlich haben wir darüber in einem Artikel in der Zeitschrift „Orthomolekulare Medizin und Ernährung" Heft 131 2011 berichtet.)

Zunächst möchten wir einige Ausführungen zu Depressionen generell machen.

Depressive Störungen zählen mit einer Lebenszeitprävalenz von 10-18 % und einer Punktprävalenz von 7 % zu den häufigsten Erkrankungen in Deutschland [Rudolf et al. 2006, S 3 – Leitlinie 2008]. Frauen sollen dabei doppelt so häufig über diese Symptomatik klagen wie Männer. Bei 50 % der Patienten mit depressiven Störungen soll der Zeitpunkt der ersten krankhaften Erscheinung vor dem 32. Lebensjahr.

Auf der Dringlichkeitskonferenz der europäischen Sektion der WHO im Juni 1999 in Brüssel, die der psychosozialen Gesundheit gewidmet war, wurde die beängstigende Entwicklung psychischer Erkrankungen, insbesondere der Depression diskutiert. Weltweit sollen 350 Millionen Menschen an Depressionen leiden [Huber 1999].

Die gesellschaftlichen Kosten der Erkrankung an depressiven Störungen betrugen in Deutschland im Jahr 2002 vier Milliarden Euro. Ein Verlust von 157.000 Arbeitsjahren wurde errechnet [Weber 2006].

Nur die Hälfte der geschätzten ca. vier bis fünf Millionen Patienten mit depressiven Störungen wird in Deutschland in den hausärztlichen Praxen erkannt und therapiert. Eine erfolgreiche Therapie der depressiven Störungen wird häufig als schwierig befunden.

Antidepressiva stehen unter Kritik

Die Therapieeffektivität der Antidepressiva steht gegenwärtig in der Kritik. In dem von Schwabe und Pfaffrath herausgegebenen Arzneiverordnungsreport 2009 geben Lohse und Müller-Oerlinghausen folgende Einschätzung: „Depressionen müssen nicht in jedem Fall medikamentös behandelt werden, da es gut validierte nichtmedikamentöse Behandlungsverfahren gibt".

Für mild ausgeprägte Depressionen stellen Antidepressiva laut neuen Leitlinien nicht mehr das Mittel der ersten Wahl zur Primärtherapie dar [Arzneimittelkommission der deutschen Ärzteschaft 2006a]. Ihre Wirksamkeit ist begrenzt und zudem relativ unspezifisch.

Die Berichte über die geringe Effektivität der verschiedenen Antidepressiva lassen vermuten, dass einige Vertreter der Pharmawissenschaft einen in den unvollständigen Vorstellungen von der Pathophysiologie der Depressionen liegenden falschen therapeutischen Ansatz verfolgen.

Offiziell werden heute die Depressionen als affektive Störungen eingestuft (ICD–10. Kapitel V (F)–F3 (F30–F39) und zuständigkeitshalber der Psychiatrie und Psychotherapie zugeordnet. Obgleich es zahlreiche Studien und praktische Erfahrungen gibt, die besagen, dass die Psychotherapie effektiv sein kann, sind immer noch ungelöste Probleme auch bei der Psychotherapie der Depressionen offensichtlich. Das belegen schon allein die jährlichen 12.000 Suizidtoten in Deutschland.

Unbewältigter emotioneller Dysstress und Leistungsdruck – Vorstufe zur Depression

Es ist daher verständlich, dass die Suche nach neuen Ansätzen zur Therapie der depressiv Erkrankten eine zwingende Notwendigkeit geworden ist. Bemühungen in dieser Richtung sind unverkennbar. Von zahlreichen Autoren wird vor allem der chronische und unkontrollierbar gewordene unbewältigte emotionelle Dysstress bzw. der posttraumatische Stress (engl. Posttraumatic Stress Disorder, PTSD) als „Vorstadien" der Depressionserkrankung verantwortlich gemacht. Der unbewältigte emotionale Dysstress erzeugt bei den Patienten Hilflosigkeit und Hoffnungslosigkeit die sich psychisch in Schwermütigkeit (Depression) äußern. Dabei reflektiert sich ein übermäßiger Anstieg der Hormone der Stressachse wie z. B. das Cortikotropin releasing hormon (CRH), das ACTH und das Cortisol. Birbaumer und Schmidt [1996] beschrieben das Hilflosigkeitssyndrom infolge stressinduzierter Überflutung des Gewebes mit endogenen Opiaten. Infolgedessen wird die Depression als eine psychosomatische Erkrankung mit einer psychoneuroimmunoligischen Komponente betrachtet [Rüegg 2011].

Rüegg [2011] vertritt in diesem Zusammenhang die Auffassung, dass der depressive Patient die „Fähigkeit eines empathischen Arztes“ als den entscheidenden Therapiefaktor benötigt, der den unter den unbewältigten Stress „leidenden psychosomatisch kranken Patienten Hoffnung zu geben und Zuversicht zu vermitteln“ vermag, den Stress bewältigen zu können.

Der psychoneuroimmunologische Aspekt der Depressionen

Seitens der Psychoneuroimmunologie wird gleichfalls der chronische unbewältigte emotionelle Dysstress bzw. posttraumatischer Stress als Verursacher der Depression gesehen [Irwin et al. 1991]. Diese Prozesse gehen einher mit der Hemmung der Aktivität der Naturkillerzellen (NK-Zellen). Psychoneuroimmunologen weisen auch darauf hin, dass der gestörte Schlaf des depressiv Erkrankten und dessen eingeschränkte körperliche Aktivität infolge verminderter Motivation die vielfältigen Prozesse und Symptome des Immunsystems erheblich schwächen können [Lötzerich et al. 1996].

Mit diesen Untersuchungsergebnissen wird nicht nur der psychosomatische Charakter der Depressionserkrankung belegt, sondern auch unter psychoneuroimmunologischer Aspekte wichtige Hinweise für ein erweitertes Therapiespektrum der depressiv Erkrankten gegeben, in das die natürliche Normalisierung des Schlafens sowie des Schlaf-Wachrhythmus und die körperliche Aktivität mit einbezogen werden müssen. In zunehmendem Maße wird auch über eine Komorbidität der depressiven Störungen mit somatischen Erkrankungen berichtet, z. B. mit, mit Diabetes mellitus und mit Carcinom (Krebs), womit auch auf den psychosomatischen Charakter der sekundären Depressionserkrankung verwiesen wird.

Es wurde durch Forschungsergebnisse belegt, dass

- die Neuroplastizität durch Hemmung der Neurogenese im Gehirn infolge unbewältigten Dauerstress oder posttraumatischen Stress und Cortisolüberflutung des Hirngewebes eingeschränkt ist [Rüegg 2011]
- Veränderungen im Energiestoffwechsel und Störungen der Durchblutung in verschiedenen Abschnitten des Großhirns insbesondere aber im linken Hippocampus (Hirnareal, das die Emotionen repräsentiert) [Rüegg 2011] Depressionen verursachen.

Unter Neuroplastizität wird die Fähigkeit des Gehirns verstanden, sich selbst strukturell durch Neurogenese zu verändern bzw. zu regenerieren. Für die Gesundheit eines Menschen ist die Neuroplastizität essentiell [Rüegg 2011].

Die stressinduzierte Hemmung der Neurogenese kann, wie es Untersuchungen mit der MRT (Magnetresonenztomographie) zeigten, bei depressiven Patienten sogar zu Volumenverlust der Gehirnsubstanz führen. Derartige Volumenverluste im Gehirn sollen aber auch durch Stimulierung der Neurogenese z. B. mittels Plazeboapplikation, Imaginationen, Psychotherapie und auch mit bestimmten Pharmaka wieder beseitigt werden können [Rüegg 2011].

Wir möchten nachfolgend der hier vorangestellten psychosomatischen psychoneuroimmunologischen und neurobiologischen komplexen Betrachtungsweise der Depressionspathogenese und somit auch der Therapie von depressiven Patienten noch einen weiteren bisher nicht beachteten Faktor hinzufügen.

Depressionen als Folgen der chronischen Komorbidität von niedrigem Blutdruck und Halswirbelsäulen-Syndrom

Dazu untersuchten wir eine Gruppe von Patienten des Kurzentrums NaturMed Davutlar, Westtürkei, in dem wir eine speziellen Depressionstest umsetzten, nämlich die Hospital Anxiety and Depression Scale (HADS) (in der Variante der D-HADS-Skala) für Depressionen. Die Hospital Anxiety and Depression Scale [Zigmond und Snaith 1983] ist ein etabliertes Testinstrument zur Selbstbeurteilung von Angst und Depression milder und mittelschwerer Ausprägung. Die HADS erfasst sieben Größen der Depressions-Subskala. Die Bewertung erfolgt nach folgenden Vorgaben [Herrmann et al. 1995]:

- **HADS-Depressionswerte:**
  negativ (0 – 7)
  fraglich (8 – 10)
  positiv (≤ 11)

Für diese Untersuchungen wurden im April und Mai 2009 aus einer Gruppe von 138 Patienten, bei denen täglich der Blutdruckentspannungstest angewendet wurde, 56 Patienten (36 weibliche und 20 männliche) = 40,2 % die einen systolischen Blutdruck < 110 mmHg auswiesen, in die Untersuchungen einbezogen. Diese Patienten absolvierten die Asklepioskur. Zusätzlich erfolgten Massagen und PPT sowie die Verabreichung von Mikronährstoffen.

- **Mittlerer systolischer Ruheblutdruck (n=56): 93,3±8,3 mmHg**
- **Mittlerer diastolischer Ruheblutdruck (n=56): 62,9±7,8 mmHg**

Auffällig war, dass in dieser Gruppe 27 Patienten von den 48 Depressiven (56,7 %) 2-12 Jahre von ihren Ärzten mit verschiedenen Antidepressiva ohne große Effektivität therapiert worden waren. Dabei zeigten einige Patienten Nebenwirkungen, die sich vor allem im Restless-legs-Syndrom äußerte (10 von den 27 mit Antidepressiva Therapierten). An 7 dieser Patienten nahmen wir ein zweites Mal zwischen dem 10.-13. Tag des Kuraufenthalts einen D-HADS-Test vor.

Derartige Depressionen sind durch gesunde Lebensweise zu beeinflussen

Während der Asklepioskur haben sich bei den 7 gezeigten Patienten innerhalb von 10-13 Tagen die D-HADS-Punkte mit Tendenz in den Normbereich verringert. Die systolischen Ruheblutdruckwerte änderten sich dabei nicht wesentlich. Die HWS-Symptomatik hatte sich bei allen zurückgebildet.

Um eine vermutete Hirnhypoxie (Mikrohirnhypoxie) infolge Komorbidität von niedrigem Blutdruck und HWS-Syndrom zu überprüfen, untersuchten wir an einer kleinen Stichprobe von 13 Patienten mit niedrigem Blutdruck, die am Vormittag stark unter den klinischen Begleiterscheinungen litten und am Nachmittag gut leistungsfähig waren, die O_2-Sättigung des Blutes Morgens zwischen 6:00 und 6:30 Uhr (unmittelbar nach dem Aufwachen) und Nachmittags zwischen 15:30 und 16:00 Uhr.

Die Untersuchungen wurden mit dem Oximeter Onyx II am Ringfinger der linken Hand vorgenommen.

Bei Errechnung des Medians dieser Daten, ergab sich, dass morgens der Ruheblutdruck 91/60 mmHg und abends 94/60 mmHg betrug. Die Sauerstoffsättigung im Blut ist mit einen Median von 92 % am Morgen und 98 % am Nachmittag ausgewiesen. Nach dem Aufwachen fühlten sich alle Patienten zerschlagen und müde, depressiv und motivationslos, am Nachmittag dagegen fühlten sie sich von relativ gut bis sehr gut und leistungsfähig.

Das Zusammenwirken von niedrigem systolischen Ruheblutdruck (< 110 mmHg) und depressiver Symptomatik wurde von uns sowohl mit einer strukturierten Anamnese, als auch bei einer Gruppe die mit einem speziellen Test, der D-HADS untersucht wurden, bestätigt. Das Auffälligste war aber, dass sich während der Kur von 2-4 Wochen Dauer, bis auf wenige Ausnahmen, die depressive Symptomatik und auch die klinischen Begleitsymptome des niedrigen Blutdrucks teilweise und häufig sogar völlig zurückbildeten. Der Blutdruck blieb dagegen weiter in niedrigen Bereichen. Folglich mussten noch andere Faktoren mit im Spiele sein, die sich offensichtlich durch unsere Asklepioskur beeinflussen ließen.

Halswirbelsäulenprobleme + niedriger Blutdruck = Depression

Unsere früheren Beobachtungen, dass dabei die Veränderungen der HWS, die zu Nackenschmerzen, Nackenverspannungen und Schulterverspannungen bis zu Versteifungen der gesamten Nackenmuskulatur führten, mitwirken können, wurden durch unsere Ergebnisse bestätigt. Die angegebenen Schwindelanfälle, Kopfbeschwerden und Kopfleere, besonders in warmer Umgebung ließen vermuten, dass die Halswirbelsäulensymptomatik und der niedrige Blutdruck zu wiederholten kurzzeitigen oder auch länger dauernden Hirnhypoxien (Mikrohirnhypoxien) führen können. Infolgedessen kann es zu Störungen im Hirnkreislauf sowie in der Neurotransmitter- und Stoffwechselbalance kommen, die sich mit einer depressiven Symptomatik reflektieren. Besonders stark empfanden unsere Patienten Kreislaufstörungen im Kopf bei niedrigem Luftdruck, bei Föhn und bei Vorgewitterfronten. Über 80 % unserer Patienten gaben Wetterfühligkeit an. Bekannt ist der Föhnrausch [Trenkle 1989], der durch Störungen im Gehirntransmittersystem entstehen soll.

Besonders schwer leiden Patienten mit der Begleitsymptomatik des niedrigen Blutdrucks nach dem Aufwachen. Offensichtlich spielt die verminderte Sauerstoffsättigung im

Blut eine Rolle, wie aus Untersuchungen an 13 Patienten, die sich als „Zweitageszeitpersönlichkeiten“ [Reiner und Hecht 2001] nämlich morgens depressiv und nachmittags aktiv bis hyperaktiv auswiesen, hervorgeht.

Es sollte angenommen werden, dass die relativ niedrigen Werte der Sauerstoffsättigung im Blut, die morgendliche Zerschlagenheit, Depressivität und Motivationslosigkeit ausgelöst haben. Das volle Tagesprogramm der Asklepioskur stimulierte sie so, dass die Sauerstoffsättigung normale Werte erreichte, was sich auch im guten bis sehr guten Befinden äußerte.

Mit natürlichen Mitteln gegen hypotoniebedingte Depressionen

Die wiederholte zerebrale Mikrohypoxie, als Folge der Komorbidität von niedrigem Blutdruck und HWS-Symptomen würde auch erklären, warum bei dem größten Teil unserer Patienten durch die Asklepioskur eine Rückbildung der depressiven Symptomatik auszuweisen war, wenn sie regelmäßig täglich 1–2 Stunden wanderten und Wechselbäder nahmen, Massagen und PPT (Pneumatische Pulsierende Therapie) der Schulter-Nackenpartie erhielten, Wassergymnastik durchführten, bezüglich des Kopfkissens für den Schlaf spezifische Anleitung erhielten, Relaxierten und meditatives Atmen erlernten und täglich Klinoptilolith-Zeolith [Hecht und Hecht-Savoley 2007, 2011] applizierten – also faktisch einer Entstressung und Entgiftung unterlagen.

Wie ist die Verursachung der Depression bei niedrigem Blutdruck zu erklären und die Beseitigung dieser Erkrankung durch die gesunde Lebensweise? Wie schon erwähnt, beobachtete Kuklinski in der klinischen Praxis, dass „eine Hypotonie mit systolischen Werten

Symptom		Anzahl	Anteil
HADS-Werte > 11 Pkt.	depressiv positiv	48	= 85,7%
HADS-Werte 8 – 10 Pkt.	depressiv fraglich	2	= 3,6%
HADS-Werte 0 – 7 Pkt.	depressiv negativ	6	= 10,7%
Morgentiefsyndrom		44	= 78,5%
Chronische Müdigkeit, Motivationsmangel		46	= 82,1%
Kopfbeschwerden		46	= 82,1%
Schlafstörungen		32	= 57,2%

Tabelle 14: D-HADS-Werte von 56 Patienten mit niedrigem Blutdruck sowie Ausprägung einiger Begleitsymptome des niedrigen Blutdruckes

[Hecht et al. 2011]

unter und um 100 mmHg einen nitrosativen Stress signalisiert". Als nitrosativer Stress wird der chronische Überschuss an NO im menschlichen Körper bezeichnet, der häufig mit oxidativen Stress (O_2-) vergesellschaftet ist [Kuklinski 2008a und b].

Folgeerscheinungen von chronischem nitrosativem und oxidativem Stress (die sich beide ganzkörperlich verbreiten) neben Depressionen, Migräne, chronischem Müdigkeitssyndrom/Erschöpfungssyndrom können Morbus Parkinson u. a. sein.

	Patienten Code	Alter	Geschlecht	BD mm Hg vor d. Kur	**D-HADS-Punkte Punkte vor d. Kur**	Kur-tage	BD mm Hg	**D-HADS-Punkte nach 10-13 Kurtagen**	Anti-depressiva vor der Kur
1	NS.	47	w	95/63	**18**	13	89/66	**3**	4 Jahre
2	SV	48	w	97/69	**17**	13	102/63	**5**	9 Jahre
3	O.S	59	m	98/62	**20**	10	103/62	**7**	8 Jahre
4	K-U.	37	w	96/70	**15**	10	81/58	**3**	Alkoholismus
5	AK	54	w	101/71	**17**	10	93/72	**8**	5 Jahre
6	BE	46	w	84/52	**17**	10	88/50	**4**	keine
7	UM.	68	w	90/60	**19**	10	92/52	**6**	keine

Tabelle 15: D-HADS-Werte zu Beginn der Asklepioskur und nach 10-13 Tagen Kur von Einzelbeispielen [Hecht et al. 2011]

Aus diesen Erkenntnissen lässt sich eine multifaktorielle Reaktionskette ableiten, die zur Depression führen kann.

Insuffizienz (Erschöpfung) des Sympathikussystems

▼

Übermäßige, nicht mehr physiologische Funktion des Parasympathikus

▼

Arterielle Hypotonie mit vielen Beschwerde-Symptomen

▼

Halswirbelsäulenbelastungen und Nackenmuskelverspannungen, vor allem in der sitzenden Tätigkeit und bei nicht der Wirbelsäule entsprechenden Kopfkissen während des Schlafs

▼

Intermittierende Mikrohypoxien (sich wiederholender Mikrosauerstoffmangel)

▼

Nitrosativer und oxydativer Stress

▼

Dysregulation des Neurotransmittersystems im Gehirn

▼

Neuropsychische Störungen: Depressionen, Parkinsonkrankheit und andere

So kann man Depressionen verhindern

1. Aktivität körperlich und geistig. Willenskraft schulen, z. B. täglich 1-2 Mal eine Stunde Nordic Walking. Nordic Walking korrigiert bei richtiger Stockbewegung die Halswirbelsäule
2. Nackengymnastik und -massage
3. Individuelle Auswahl des richtigen Kopfkissens beim schlafen
4. Ausreichend Wasser trinken und dabei auf Kochsalz nicht verzichten
5. Schlaf nicht verlängern. Nicht mehr als 6-7 Stunden. Dafür am Tage einen Minischlaf von 10 Minuten
6. Warm-Kalt-Wechselbäder/-duschen
7. Blutdruck mit Blutdruckentspannungstest messen
8. Vorsichtig mit Handynutzung wegen möglicher Elektrosensibilität
9. Antioxidantien, vor allem Klinoptilolith-Zeolith [Hecht und Hecht-Savoley 2007, 2011]

Zur Diagnostik der Depressionen sollte die Messung des Blutdrucks mit dem BET gehören.

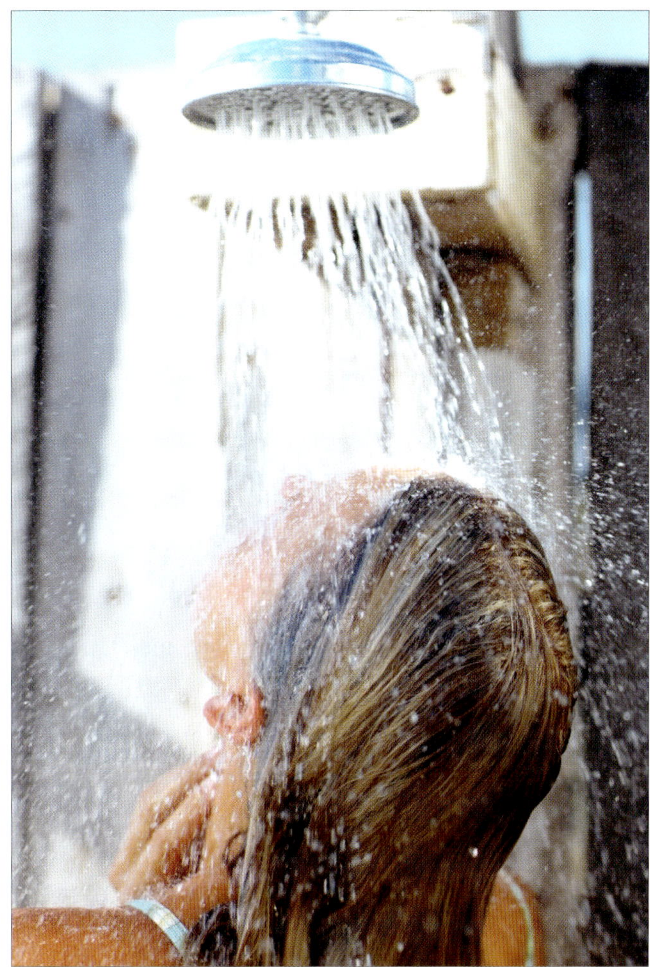

Abbildung 44: Wechselduschen fördern die Hirndurchblutung, regulieren den Blutdruck und die Neurotransmitterfunktionen
[Shutterstock]

Welche Blutdruckhöhe ist als hypoton zu bewerten?

Die gegenwärtigen Grenzwerte des Blutdrucks zwischen arterieller Normotonie (optimal, normal, hochnormal): 139/89 mmHg und arterieller Hypertonie: >140/90 mmHg sind verbindlich definiert [Deutsche Hochdruckliga 2008].

Zur Begrenzung der arteriellen Normotonie und der arteriellen Hypotonie gibt es dagegen keine exakte Definition. Unklarheiten und Widersprüche bestehen diesbezüglich bei der Definition der arteriellen Hypotonie, wie nachfolgend angeführt.

Eine arterielle Hypotonie soll dann vorliegen, wenn der systolische Blutdruck <110 mmHg und der diastolische 70 mmHg ausweist [Hecht et al. 1999; Hecht und Savoley 2002; Huep 1973; Reiner und Hecht 2001]. Andere Autoren definieren Grenzwerte für die arterielle Hypotonie von < 100 mmHg systolischer und < 60 mmHg diastolischer Druck. Gaethgens [1994] verweist auf alters- und geschlechtsabhängige Unterschiede. Das klinische Wörterbuch „Pschyrembel" (261. Auflage) definiert eine arterielle Hypotonie bei Messungen unter Ruhebedingungen für den Mann systolischer Blutdruck < 110 mmHg, für die Frau < 100 mmHg und einen diastolischen Druck für Männer und Frauen < 60 mmHg.

Die Begleitsymptomatik des niedrigen Blutdrucks, die wir ausführlich beschrieben haben, veranlasste uns zu der Frage, ob die Grenzwertbestimmung zwischen arterieller Normotonie und arterieller Hypotonie mittels dieser Symptomatik definiert werden könnte. Nach unserer Hypothese müssten zum Unterscheiden von arterieller Hypotonie und arterieller Normotonie, solche systolischen Ruheblutdruckwerte dienen können, die nicht oder nur wenig mit der Begleitsymptomatik des niedrigen Blutdruckes behaftet sind.

In den Zeiträumen von Oktober 2006 bis Oktober 2007 erfolgte die Anwendung des Blutdruckentspannungstestes an 842 Patienten, die im Zeitraum der Kur keine Medikamente eingenommen haben. Aus diesem Kollektiv wurden 449 Patienten ausgewählt, deren systolische Blutdruckruhewerte (gemessen mit dem Blutdruckentspannungstest) am vierten Kurtag im Bereich 71–130 mmHg lagen. Der vierte Kurtag wurde deshalb ausgewählt, weil wir davon ausgingen, dass sich in dieser Zeit die Patienten an die Kurbedingungen weitestgehend adaptiert hatten, aber noch kein wesentlicher Kureffekt zu verzeichnen war. Somit kann dieses Kollektiv der nicht medikamentösen Asklepioskur als nahezu „normal" charakterisiert werden. Die ausgewählten 449 Patienten wurden in der Weise gruppiert, in dem sie folgenden Bereichen der systolischen und diastolischen Blutdruckruhewerten (die alle mittels Blutdruckentspannungstest ermittelt worden sind) zugeordnet worden sind.

Systolische Ruheblutdruckwerte	
71 – 80 mmHg	(n=10)
81 – 90 mmHg	(n=45)
91 – 100 mmHg	(n=145)
101 – 110 mmHg	(n=154)
111 – 120 mmHg	(n=52)
121 – 130 mmHg	(n=43)

Diastolische Ruheblutdruckwerte	
41 – 50 mmHg	(n=21)
51 – 60 mmHg	(n=123)
61 – 70 mmHg	(n=184)
71 – 80 mmHg	(n=95)
81 – 90 mmHg	(n=26)

Das Alter dieses Kollektivs erstreckte sich von 17-84 Jahre. Der Mittelwert betrug 55,2 Jahre. Davon waren 283 (63 %) weiblichen und 166 (37 %) männlichen Geschlechts. Das mittlere Alter der weiblichen

Probanden betrug 54,1 Jahre, das der männlichen 57,0 Jahre. Nach jeder Messung am vierten Kurtag wurden von den 449 Patienten folgende acht klinische Hypotoniesymptome ermittelt, die in den letzten 2 ½ Jahren bei den Patienten des Kurzentrums NaturMed am häufigsten vorkamen:

1. **Morgenmuffelsymptom:** Probleme beim Aufstehen, Bedürfnis länger zu schlafen (wodurch der Zustand noch verstärkt wird), Gefühl nie ausgeschlafen zu sein, Müdigkeits- und Erschöpfungsgefühl, Startprobleme in das Tagesgeschehen
2. **Mangelnder Antrieb,** stark reduzierte Motivation, vor allem nach dem Aufstehen
3. **Depressive Symptomatik:** schwankender Intensität und lebensmüde Gedanken, in manchen Fällen suizidale Gedanken („Ich möchte nicht mehr so leben") sowie vorausgegangenen Therapie mit Antidepressiva
4. **Schwindel,** Gleichgewichtsprobleme, Kopfschwindel bei warmer Temperatur, niedrigem Luftdruck und Monotonie sowie bei Lageveränderungen (besonders morgens beim Aufstehen)
5. **Kopfschmerzen** aller Art
6. **Nackenverspannungen** und/oder Nackenmuskelschmerzen mit HWS-Symptomatik
7. **Wetterfühligkeit** mit Befindungsstörungen, besonders bei Wetterveränderung und niedrigem Luftdruck
8. **Schlafstörungen,** Einschlafen, nächtliches Erwachen mit Tachykardien

Die Anzahl der von jeden Patienten und für jeden Bereich des systolischen und diastolischen Ruheblutdrucks ermittelten Symptome wurden in Häufigkeitsverteilungen zusammengefasst, wie dies aus folgenden Beispielen ersichtlich werden soll.

Symptom: Morgenmuffel

Systolische Ruheblutdruckwert		
71 – 80 mmHg	(n=10)	90 % „ja"
81 – 90 mmHg	(n=45)	76 % „ja"
91 – 100 mmHg	(n=145)	82 % „ja"
101 – 110 mmHg	(n=154)	69 % „ja"
111 – 120 mmHg	(n=52)	4 % „ja"
121 – 130 mmHg	(n=43)	0 % „ja"

Diastolische Ruheblutdruckwert		
41 – 50 mmHg	(n=21)	76 % „ja"
51 – 60 mmHg	(n=123)	75 % „ja"
61 – 70 mmHg	(n=184)	65 % „ja"
71 – 80 mmHg	(n=95)	41 % „ja"
81 – 90 mmHg	(n=26)	15 % „ja"

Die klinischen Symptome des niedrigen Blutdruckes, die in unseren Untersuchungen als Kriterien für dessen Charakterisierung dienten: Morgenmuffelsymptom, Motivationsarmut, depressive Symptomatik, Schwindel, Kopfschmerzen, Nackenverspannungen bzw. -schmerzen, Wetterfühligkeit und Schlafstörungen sind in vier Bereiche des systolischen Ruheblutdruckes von 71–110 mmHg und in drei Bereiche der diastolischen Ruheblutdruckwerte 41–70 mmHg dominant und ausgeprägt nachweisbar. Beispiele dieser Verläufe sind in der folgenden Abbildung dargestellt.

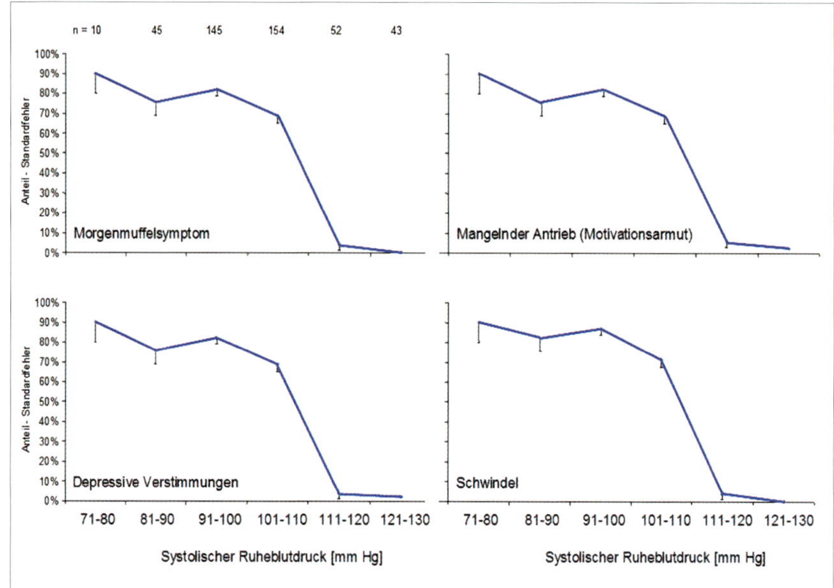

Abbildung 45: Prozentualer Anteil des Auftretens typischer Symptome als Begleiterscheinungen der Hypotonie in Abhängigkeit verschiedener Bereiche der systolischen Ruheblutdruckwerte: Morgenmuffelsyndrom, mangelnder Antrieb, depressive Symptomatik, Schwindel [Archiv Hecht]

In den Bereichen der systolischen Ruheblutdruckwerte 111–130 mmHg und von den Bereichen der diastolischen Ruhrblutdruckwerte 71–90 mmHg sind die beschriebenen acht klinischen Symptome nur noch im geringen Umfange zu beobachten. Vergleiche des Vorkommens der typischen klinischen Begleiterscheinungen des niedrigen Blutdruckes zwischen den Bereichen der systolischen Blutdruckwerte ≤ 110 mmHg und > 110 mmHg sowie der Bereiche der diastolischen Blutdruckwerte ≤ 70 mmHg weisen bei allen acht Symptomen hoch signifikante Unterschiede aus (p< 0,0001).

Zwischen den Geschlechtern gibt es keine Unterschiede.

Wie aus den Ergebnissen hervorgeht, ermittelten wir einen mittleren Grenzwert von 108 mmHg für den systolischen Ruheblutdruck und von 72 mmHg für den diastolischen Ruheblutdruck. Zwecks praktischer Handhabung ist unseres Erachtens eine Rundung auf 110/70 mmHg zulässig.

Folglich sollten alle Ruheblutdruckwerte < 110/< 70 mmHg als hypoton ohne Geschlechtsunterschiede bewertet werden.

Diese Befunde wurden bei allen geprüften klinischen Begleitsymptomen der arteriellen Hypotonie ermittelt.

Aufgrund der von uns gewährleisteten relativ optimalen Bedingungen für die Erfassung von Ruheblutdruckwerten und des großen Kollektivs von 449 Patienten möchten wir den Anspruch auf Allgemeingültigkeit der von uns ermittelten Grenzwerte für das Unterscheiden von Normotonie und Hypertonie d. h. 110/70 mmHg erheben.

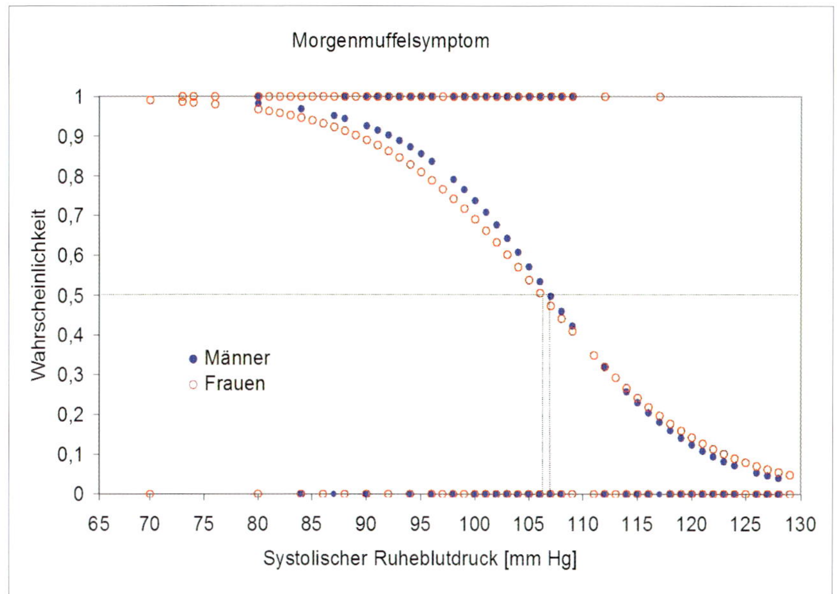

Abbildung 46: Darstellung der Wahrscheinlichkeit des Grenzwertes zwischen arterieller Hypotonie und arterieller Normotonie an Hand des systolischen Ruheblutdruckwertes mittels 50 % Grenzwertbestimmung für männlichen und weiblichen Patienten. Mittlerer Grenzwert 108 mmHg (Der 50 %-Wert wurde durch logistische Regression ermittelt und unterteilt die Probanden in 2 Gruppen: Oberhalb des Wertes haben weniger als 50 % das Symptom, unterhalb mehr als 50 %).
[Archiv Hecht]

Andererseits möchten wir analoge Untersuchungen zur Definition des Grenzwertes zwischen arterieller Normotonie und arterieller Hypertonie anregen. Derzeitig besteht diesbezüglich ein Widerspruch, dass Blutdruckvariablität und festgelegter starrer Grenzwert nicht zusammen passen [Magometschnigg 2006].

Wie soll der Hypotoniker mit seinem niedrigen Blutdruck umgehen?

Wer mit niedrigem Blutdruck keine Beschwerden hat, sollte seine Lebensweise weiter so führen, wie bisher. Für diejenigen mit niedrigem Blutdruck, die an den oben aufgelisteten Beschwerden leiden, sei noch einmal erwähnt: Es gibt kein Medikament, welches dauerhaft bei Menschen mit niedrigem Blutdruck helfen könnte. Derartige Angebote sollten kritisch und zurückhaltend beantwortet werden. Der Hauptaspekt liegt für Hypotoniker in der für ihn spezifischen gesunden Lebensweise.

Die folgenden Empfehlungen basieren auf den Erfahrungen von Prof. Dr. Karl Hecht, der selbst als Hypotoniker noch mit 88 Jahren über eine hohe Lebensqualität und gute Fitness sowie über eine gute geistige und körperliche Leistungsfähigkeit verfügt. Um das zu erreichen, muss man bereit sein, dafür etwas zu tun:

1. Regelmäßigkeit im alltäglichen Leben, Selbstbeherrschung und Konsequenz sowie Willensstärke

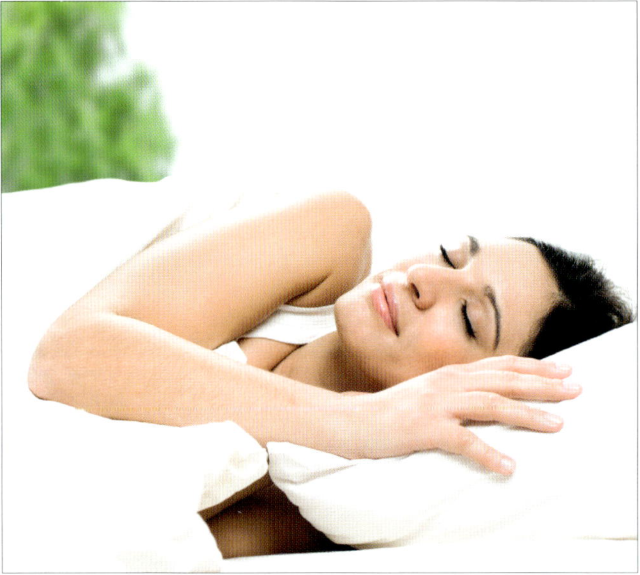

Abbildung 47: Hypotonieprävention: Erholsamer Schlaf mit regelmäßigem Schlaf-Wach-Rhythmus und guter Schlafhygiene [Shutterstock]

2. Regelmäßiger Schlaf-Wach-Rhythmus sowie Regelmäßigkeit in den Mahlzeiten und bei der Durchführung der Elemente der gesunden Lebensweise, die für den Hypotoniker nützlich sind.
3. Keine lange Liegezeit im Bett. In der Nacht nicht länger als sieben Stunden. Aber mittags einen Minischlaf von ca. fünf bis zehn Minuten.
   Langes im Bett liegen verstärkt die Müdigkeit und Erschöpfung.
4. Das Aufstehen soll sofort erfolgen, wenn der Wecker klingelt.
   Mehrmaliges tiefes Durchatmen, möglichst am geöffneten Fenster oder auf dem Balkon und Streckgymnastik: Strecken und Räkeln.
5. Danach eine ausgiebige Wechseldusche: Mit „warm“ beginnen und mit „kalt“ beenden. Zunehmend während des Duschens „kalt“ verlängern. Anschließend gut frottieren. Nach einer derartigen Wechseldusche sind Müdigkeit und depressive Zustände verschwunden. Man fühlt sich wie ein kerngesunder Mensch.
6. Wenn es die Zeit erlaubt, noch vor dem Frühstück eine Stunde wandern. Für Menschen jenseits der 50 Jahre empfehlen wir unbedingt Nordic Walking. Natürlich ist das auch für Jüngere gut. Dieses Wandern (1 Stunde) sollte man abends wiederholen (anstatt vor dem Fernseher zu sitzen).
   Joggen, Radfahren, Schwimmen und Tanzen sind auch gut.

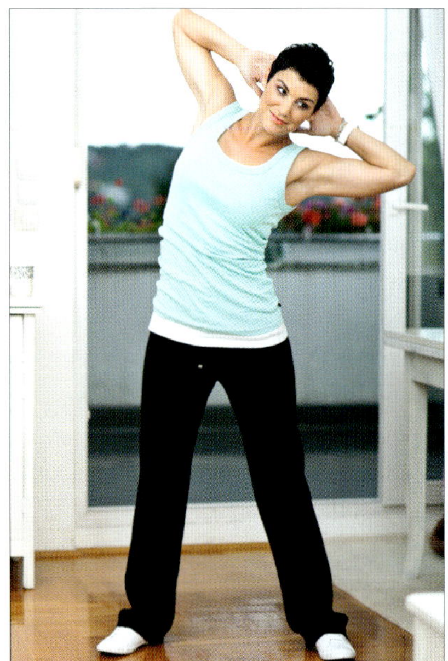

Abbildung 48: Hypotonieprävention: Streckgymnasik nach dem Aufstehen an frischer Luft [Shutterstock]

7. Die Körperbewegung ist ein sehr wichtiger Faktor für den Hypotoniker. Sitzende Tätigkeiten verstärken seine Symptome und den Leidensdruck. Deshalb sind Ausdauersportarten zu bevorzugen.
   Bei sitzenden Tätigkeiten und beim Autofahren oder wenn der Gähnzwang auftritt, sollte nach jeder Stunde eine kurze Pause mit Bewegung eingelegt werden. Dazu ist Gymnastik sinnvoll, z. B. Kniebeugen, Liegestütze. Auch tiefes Durchatmen am geöffneten Fenster tut gut.
8. Grundsätzlich sollte der Hypotoniker für Aktivität sorgen. Viele Hypotoniker verschaffen sich intuitiv Tätigkeiten mit ausreichend Eustress, manche sogar „Nervenkitzel" durch Extremsportarten.
   Prof. Hecht antwortet jenen, die ihm empfehlen mit 88 Jahren sich endlich in den Ruhestand zu begeben: „Lasst mir meinen Eustress, wenn ich mich zur Ruhe setze, bin ich bald tot." Er vertritt sogar die Auffassung, dass Eustress den Hypotoniker aufblühen lassen kann. Ein aktives erfülltes Leben geht nicht ohne Eustress. Das gilt besonders für Hypotoniker.
   Distress kann aber dem Hypotoniker erheblich schaden, wenn er dauerhaft vorliegt. Weil beim Hypotoniker ein Ungleichgewicht zwischen Sympathikus und Parasympathikus zu Gunsten des letzteren vorliegt, bewirkt Dysstress häufig eine Verstärkung der Erschöpfung des Nervensystems, die man Neurasthenie nennt. Auch treten schnelle Ermüdbarkeit und Motivationsverlust auf.

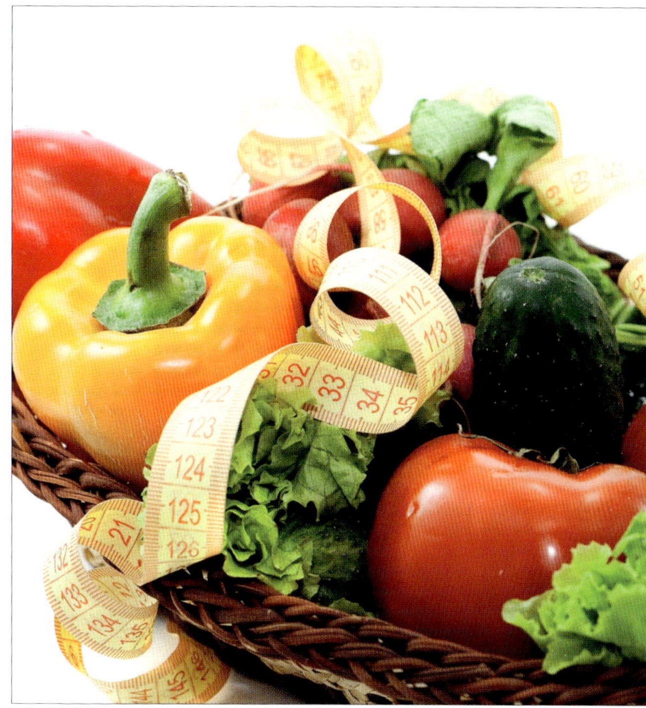

Abbildung 49: Hypotonieprävention: Mediterrane Nahrung [Shutterstock]

9. Den menschlichen Funktionen angepasste Ernährung, immer in kleinen Portionen, möglichst vorwiegend vegetarisch. Mit Fleisch wenn es geht zurückhaltend sein.
   Abends möglichst nur kleine Portionen.
10. Tagsüber viel Wasser trinken, wenn es geht jede Stunde ein Glas – auch wenn man keinen Durst verspürt.
11. Der Hypotoniker kann und soll Kochsalz (Meeressalz noch besser Himalaja-Salz) aufnehmen. Dieses Salz bindet Flüssigkeit des Körpers, womit ein ausgefülltes Blutvolumen gesichert wird und der Blutdruck nicht absinkt.
    Faustregel: Hypotoniker ausreichend Salz, Hypertoniker salzarme Kost.

12. Zufuhr von Mineralien und Mikronährstoffen, möglichst solche mit Antioxidantieneffekt. Prof. Hecht nimmt täglich 6-10 g Klinoptilolith-Zeolith [siehe Hecht und Hecht Savoley 2005, 2008]. Dieses SiO_2-haltige Naturgestein enthält alle wichtigen Mineralien. Es weist Antioxidanzien und Entgiftungsfunktion aus. Durch die Sorbent- und selektive Ionenaustauscheigenschaft wirkt der Klinoptilolith wie ein Autobioregulator im menschlichen Organismus. Das in diesem Naturgestein reichhaltig vorhandene SiO_2 (Kieselsäure) gilt als das älteste Heil-, Schönheits- und Verjüngungsmittel. Vitamin B 12, Folinsäure und Magnesium sind zu empfehlen.
13. Bei Wärme oder hitzigen Tagen ist Abkühlung durch kalte Duschen oder kalte Fußbäder zu empfehlen. Dadurch kann man möglicher Ohnmachtsgefahr entgegenwirken.
14. Ingwertee stimuliert den Blutdruck und kann sehr hilfreich sein.
15. Auch Reflexzonenmassage kann sich als Stimulator für den Blutdruck erweisen.
16. Genussmittel wie Nikotin und Alkohol sollten gemieden werden. Kaffee und Tee können nützlich sein, aber nicht immer. Auch ein Zuviel ist zu vermeiden, wegen möglicher Suchtgefahr.
17. Zu vermeiden sind unbedingt Schlaf- und Beruhigungsmittel. Sie senken den Blutdruck und verstärken depressive Zustände, Motivations- und Antriebsarmut. Auch Antidepressiva, die häufig an Hypotoniker verabreicht werden, haben mehr Nebenwirkungen als Wirkungen.
18. Bei gestörtem Schlaf, z. B. beim Erwachen mit Herzrasen, das Bett verlassen, häufiger tief Durchatmen und ein Glas Wasser mit Glukose trinken. Dann weiter schlafen. Dabei sollte man wissen, dass dies eine Rettungsfunktion des Gehirns ist und keine Panikattacke.
19. Halswirbelsäule und Nackenmuskulatur immer beobachten und richtig behandeln. Gymnastik und spezielle Massage tun gut. Regelmäßiges Nordic Walking beseitigt in wenigen Monaten die Halswirbelsäulen- und Nackenverspannungssymptome bei richtiger Stockarbeit. Das ist wichtig.
    Nachts ist für das richtige Kopfkissen zu sorgen, damit keine Verspannungen Auftreten. Merken Sie bitte: Kopfschmerzen, Tennisellenbogen, Einschlafen der Arme, Kribbeln in den Händen sind Folgen einer nicht intakten Wirbelsäule und verspannter Nackenmuskulatur.

Wenn Menschen mit niedrigem Blutdruck diese angeführten Empfehlungen konsequent und regelmäßig realisieren, erwartet sie eine hohe Lebensqualität, ohne die oben angeführten typischen Symptome, die der niedrige Blutdruck auszulösen vermag. Vor allem lassen sich in bestimmtem Umfang Depressionen vermeiden, die heute weltweit im Ansteigen begriffen sind.

Der Zusammenhang zwischen niedrigem Blutdruck, Halswirbelsäulenbeschwerden und Depressionen wird dabei leider noch zu wenig beachtet.

Blutdruck und Schlaf

Gewöhnlich wird der Schlaf als Teil des zirkadianen (24-Stunden) Rhythmus den jeweiligen Körperfunktionen zugeordnet. Die meisten Körperfunktionen unterliegen während des Schlafs vorwiegend dem Parasympathikotonus. Seitdem elektrophysiologisch nachgewiesen wurde, dass der Schlaf aus zwei Teilen besteht, kann man detaillierte Erkenntnisse gewinnen.

Wir unterscheiden bekanntlich den REM-Schlaf (REM = Rapid Eye Movement = schnelle Augenbewegungen). Dieser tritt in dem Teil des Schlafs auf, der vorwiegend für die Regeneration der psychischen Prozesse verantwortlich ist.

Der zweite Teil ist der NONREM-Schlaf (S1), in dem keine schnellen Augenbewegungen zu registrieren sind. Dieser ist vorwiegend für die körperliche Erholung verantwortlich. Er besteht aus drei Phasen: NONREM (S2) = Halbschlaf; NONREM (S2) = oberflächlicher Schlaf und NONREM (S3 und S4) = Tiefschlaf*.

Beide Teile des Schlafs wechseln sich zyklisch so ab, dass im Tiefschlaf der Parasympathikus dominiert und im REM-Schlaf der Sympathikus. D. h. wir haben im REM-Schlaf höhere Blutdruckwerte zu erwarten als im Tiefschlaf. Der REM-Schlaf wird auch als Traumschlaf bezeichnet.

* Neuerdings werden S3 und S4 zusammengefasst als Tiefschlaf

Betrachten wir den Blutdruck in seinem schlafphasenabhänigen Verlauf bei Menschen mit Normotonie, dann können wir beobachten, dass nach etwa eineinhalb

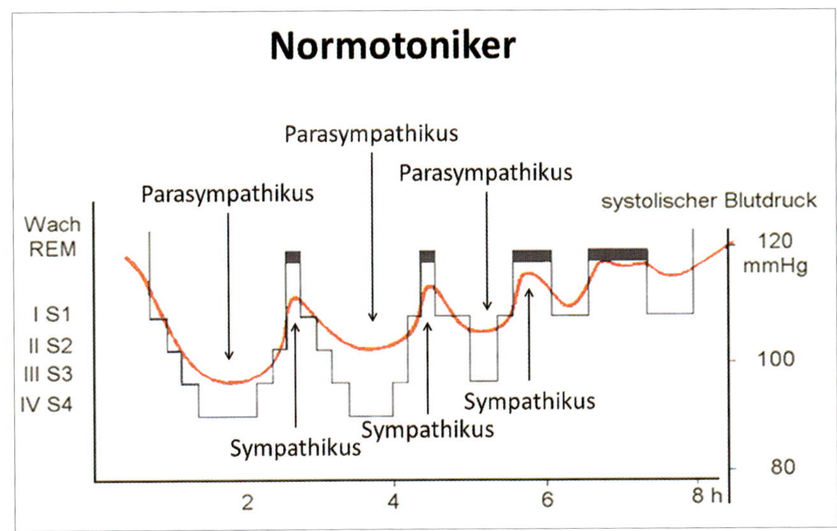

Abbildung 50: Der Blutdruckverlauf während der zyklischen REM-Schlafphasen bei einem gesunden Menschen. REM-Schlaf = schwarze Balken, S1 Halbschlaf, S2 oberflächlicher Schlaf, S3 und S4 Tiefschlaf [Hecht 1992]

Stunden die tiefsten Blutdruckwerte erreicht werden. Das ist im ersten Schlafzyklus der Fall. Danach steigt er langsam kontinuierlich wieder an und hat zum Zeitpunkt des Erwachens, spätestens aber nach dem Aufstehen, seine normale Ausgangslage wieder erreicht.

Wir sehen bei Normotonikern also in den ersten 90 Minuten einen beträchtlichen Abfall des Blutdrucks. Dieser hängt damit zusammen, dass zu diesem Zeitpunkt die Aktivität des sympathischen Nervensystems am geringsten ist und der Parasympathikus am stärksten wirkt. Bei Vergleichen des Blutdrucks während des NONREM- und REM-Schlaf ist gewöhnlich festzustellen, dass die Werte im NONREM-Schlaf unter dem Ausgangsniveau vor dem Einschlafen und die des REM-Schlafs im oder über diesem Ausgangsniveau liegen.

Unter unseren schlafgestörten Patienten befanden sich etwa ein Drittel mit einer arteriellen Hypertonie und mehr als ein Drittel mit einer arteriellen Hypotonie. Hierbei stellte sich heraus, dass diese beiden Gruppen unterschiedliche Muster des Schlaf-Wach-Zyklus auswiesen.

Schlaf der Hypertoniker

Bei den Hypertonikern stehen Schlafstörungen im Sinne einer Insomnie (Schlaflosigkeit) im Vordergrund. Häufig erfahren sie erst beim Schlafmediziner, dass sie einen hohen Blutdruck haben. Objektiv liegen verlängerte Einschlafzeiten und häufiges nächtliches Erwachen vor. Meistens schläft der Hypertoniker wieder ein. Sein Schlaf bleibt aber oberflächlich und zerhackt. Es fehlt die entsprechende Erholung, weil die Schlafzyklen nicht vollständig ablaufen. Die verlängerten Einschlafzeiten gehen gewöhnlich mit hohen Erregungszuständen einher (stressinduzierter Sympathikotonus). Je weniger der Schlaf eintritt, umso erregter wird der Hypertoniker. Das nächtliche Erwachen ist häufig mit Alpträumen, Angstschweiß und Herzrasen verbunden.

Der **Hypertoniker** hat gewöhnlich einen relativ guten Start am Morgen und kommt gut und schnell in Gang. Spätestens nach dem Mittagessen tritt aber zunehmend Erschöpfung und Leistungsschwäche auf.

Bei längerem Bestehen des beschriebenen pathologischen Schlafmusters kann sich bald eine regelrechte Bettangst ausbilden, wodurch sowohl die Schlafstörungen verstärkt werden als auch der Blutdruck erhöht wird.

Der Hypertoniker spricht gewöhnlich relativ gut auf psychotherapeutische Maßnahmen an. Beachtet werden muss unbedingt, dass manche blutdrucksenkenden Mittel – besonders bei Dauereinnahme – den Schlaf erheblich stören können.

Schlaf der Hypotoniker

Schlafgestörte Patienten mit einer **Hypotonie** haben bezüglich des Einschlafens und des nächtlichen Erwachens verschiedene Muster auszuweisen. Im ersten Fall schlafen diese Patienten bald ein. Nach zwei bis drei Stunden erwachen sie mit starken Erregungszuständen und Herzrasen und finden nicht wieder in den Schlaf, besonders dann, wenn sie weiterhin im Bett liegen bleiben. Von den behandelnden Ärzten werden diese Erscheinungen häufig als Panikattacken behandelt. Das ist aber nicht gerechtfertigt. Dieses Erwachen ist infolge des niedrigen Blutdrucks auf eine Mangeldurchblutung im Gehirn zurückzuführen. Daraus resultiert für die Hirnzellen ein Mangelangebot an Sauerstoff und Glukose.

Das Erwachen stellt eine Notfallreaktion des Gehirns dar, womit ein weiteres Absinken des Blutdrucks und damit eine Gefährdung der Gesundheit und des Lebens des Schlafenden abgewendet wird.

Im zweiten Fall kommen die Patienten mit niedrigem Blutdruck so gut wie nicht in den Schlaf. Sobald sie sich ins Bett legen, sind sie hellwach. Wenn diese Patienten längere Zeit im Bett liegen bleiben, wird ihr Wachzustand immer ausgeprägter. Es beginnt das Grübeln und das Gedankenkarussell dreht sich. Depressive Stimmungen treten auf. In diesen Fällen sind der Blutdruck und der Blutfluss im Gehirn bereits nach dem Hinlegen so niedrig, dass noch vor dem Einschlafen die Notfallreaktion vom Gehirn eingeleitet wird. Hier kann der Einstieg in einen Teufelskreis beginnen, der schwer zu durchbrechen ist. Einerseits ist die Notfallreaktion etwas Positives, sogar Lebensrettendes, weil der Schlafende vor

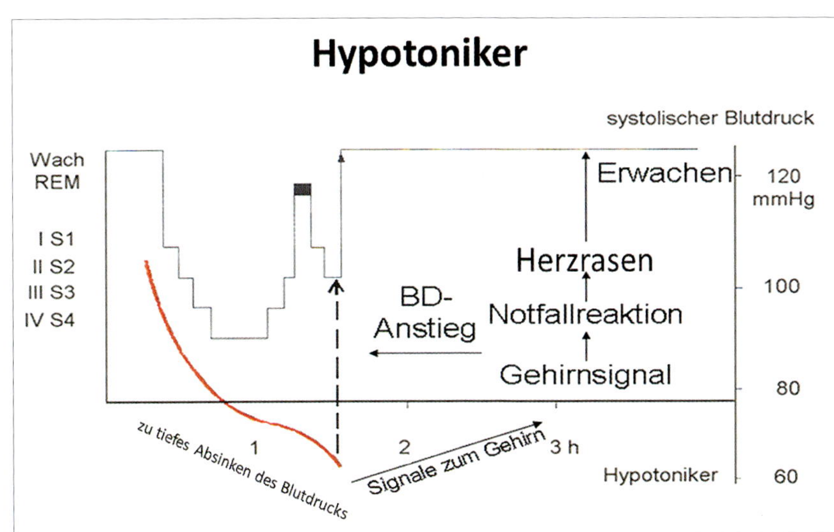

Abbildung 51: Halbschematische Darstellung des nächtlichen Aufwachens der Menschen mit niedrigem Blutdruck (Hypotoniker) mit der Rettungsaktion des Gehirns

[Hecht 1992]

Eintreten einer für ihn bedrohlichen Situation erwacht; andererseits kann das ständige Erwachen zu einer starken Belastung werden, wenn ein Defizit an Schlaf und Erholung auftritt. Schlafdefizit wiederum intensiviert die Notfallreaktion, weil infolgedessen der Blutdruck noch niedrigere Werte annehmen kann.

Was kann der Hypotoniker gegen seinen gestörten Schlaf tun?

Gegen das Grundleiden gibt es gegenwärtig nur eine Empfehlung: Phyisches Konditionstraining und physiotherapeutische Maßnahmen. Beides soll regelmäßig, aber nicht unmittelbar vor dem Schlaf erfolgen. Die beste Wirkung ist gegeben, wenn das Training etwa vier Stunden vor dem Schlafengehen absolviert wird. Des Weiteren ist zu empfehlen: Liegezeit im Bett so kurz wie möglich halten! Kein Schlaf- und Beruhigungsmittel einnehmen! Wenn Einschlafen oder Weiterschlafen nach dem Erwachen nicht möglich sind, sollte das Bett verlassen werden. Leichte Gymnastik und Zufuhr von Glukose (Traubenzucker), in einem Glas Wasser eingenommen, helfen meistens. Die Zufuhr von Glukose führt nicht nur zu einer besseren Versorgung der Hirnzellen, sondern stimuliert auch das Insulin, welches eine schlaffördernde Wirkung hat. Wer nicht nierenkrank ist, kann seine Füße für fünf bis zehn Minuten in kaltes Wasser geben. Dadurch werden die Blutgefäße in den Beinen verengt und somit der gesamte Blutdruck, auch der im Gehirn, erhöht. In manchen Fällen hat auch eine Tasse mittelstarker Kaffee mit Milch und Zucker kurz vor dem Zubettgehen einen guten Schlaf ausgelöst.

Abbildung 52: Ein kurzes Fußbad mit kaltem Wasser kann helfen, aber nicht, wenn die Füße schon kalt sind [Shutterstock]

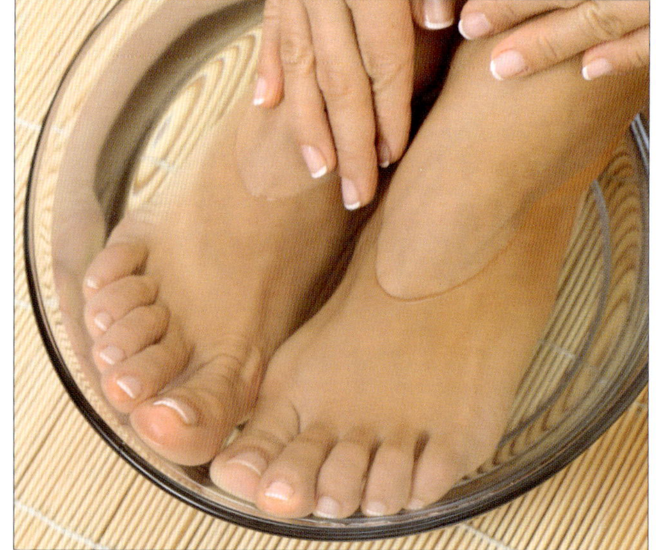

Der wichtigste Tipp für das Erwachen nach zirka 90 Minuten mit Herzrasen: sofort aufstehen, 20 tiefe Atemzüge am offenen Fenster, Glukose (Traubenzucker) in ein Glas warmes Wasser geben und trinken, dann wieder hinlegen. Das Wissen, dass das Herzrasen eine Rettungsaktion des Gehirns ist und keine Panikattacke, gewährt gewöhnlich das Weiterschlafen.

Im Zusammenhang mit dem Schlafgeschehen wird deutlich, dass die arterielle Hypotonie eine sehr ernst zu nehmende Erkrankung darstellt. [Hecht 1992, 1991]

Niedriger Blutdruck und Gähnen

Wie wir beschrieben haben, leiden Menschen mit niedrigem Blutdruck häufig unter einem kaum oder nicht zu beherrschenden Gähnzwang, der in manchen Fällen, z. B. bei wichtigen Gesprächen, zu Peinlichkeiten führen kann. Frau Dr. Charlotte Schumann, eine von Prof. Hecht betreute Doktorandin, untersuchte die Zusammenhänge zwischen niedrigem Blutdruck und Gähnen.

Bei der arteriellen Hypotonie kann davon ausgegangen werden, dass es infolge des geringen systolischen Drucks zu einer verminderten Blutzufuhr zum Gehirn kommt, was eine Minderversorgung des Gehirns zur Folge hat. Aus dieser Minderversorgung resultiert ein Mangel an Glucose und Sauerstoff. Die zentrale Müdigkeit geht vom Gehirn aus und ist durch Mangel an Energie der Nervenzelle bedingt.

Bei gestörtem Gleichgewicht im Sauerstoff-, Energie- und Neurotransmitterhaushalt wird ein Gähnakt ausgelöst. Durch den tiefen Atemzug beim Gähnen, der verbunden sein kann mit einer Streckbewegung, wird ein großes Blutvolumen in Bewegung gesetzt. Gähnen kann also möglicherweise als Notreaktion des Organismus bei Energiemangel des Hirns angesehen werden, was eine Energiemobilisation bewirkt und durch Anregung des Blutkreislaufs die entsprechenden Stoffe in das Gehirn bringt.

Untersucht wurden insgesamt 131 Personen. Davon wiesen 66 Personen (50 Frauen, 16 Männer) einen arteriellen Hypotonus auf und 65 Personen (50 Frauen, 15 Männer) waren normoton. Das Alter der Gruppe mit arterieller Hypotonie betrug bei den Frauen 22 bis 62 Jahre (median = 36 Jahre) und bei den Männern 23 bis 74 Jahre (median = 42 Jahre). Die Frauen mit Normotonie hatten ein Alter von 20 bis 67 Jahren (median = 33 Jahre). Bei den Männern betrug es 25 bis 57 Jahre (median = 42 Jahre).

Die Blutdruckhöhen waren wir folgt definiert:

- Normotonie:
  111/71 - 130/85 mmHg (Ruheblutdruck)
- Hypotonie:
  < 110/70 mmHg (Ruheblutdruck)

Die Untersuchungen wurden im Interviewverfahren im Rahmen des Anamnesegesprächs durchgeführt. Erfragt wurde das Auftreten des Gähnens zu folgenden verschiedenen Tagesabschnitten:

I Morgens unmittelbar nach dem Aufwachen bzw. Aufstehen
II Der Vormittagsverlauf von der Zeit nach dem Aufstehen bis zur Mittagszeit (Mittagessen)
III Die Zeit unmittelbar nach dem Mittagessen (15 bis 30 Minuten)
IV Im Verlauf des Nachmittags (Zeit nach dem Mittagessen bis ca. 17 Uhr)
V Im Verlauf des Abends (von ca. 17 Uhr bis 1 Stunde vor dem zu Bett gehen)
VI Ca. 1 Stunde vor dem Schlafengehen

Dabei wurde nach häufigem und gelegentlichem Gähnen gefragt. Die Ergebnisse sind in folgendem Diagramm angeführt.

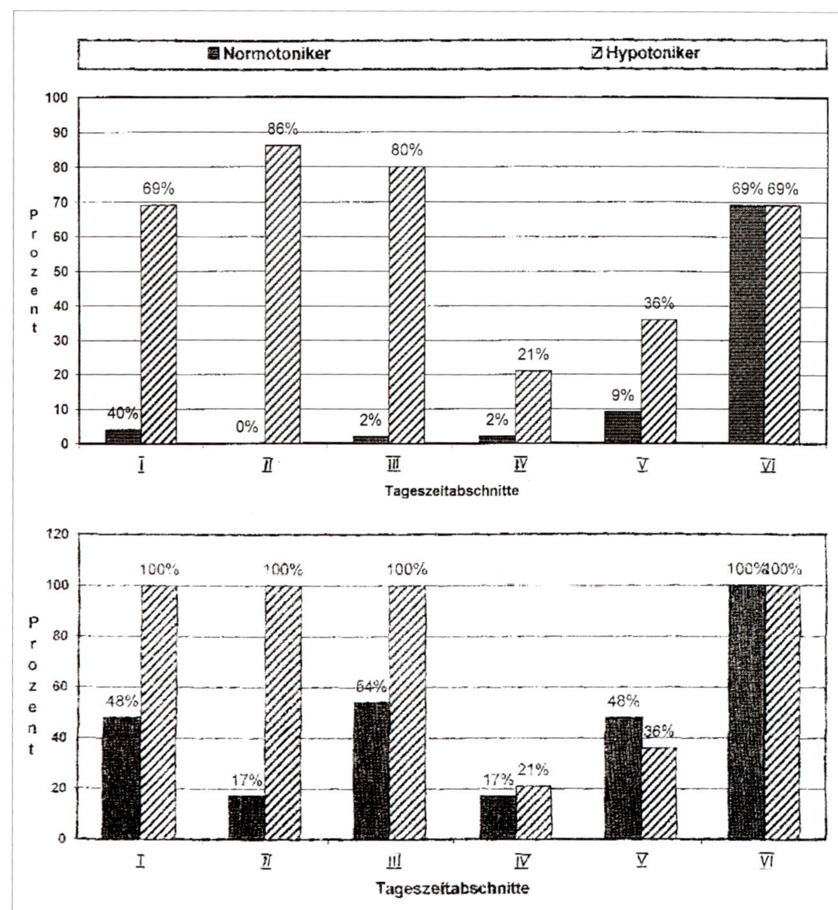

Abbildung 53: Häufigkeitsverteilung des „häufigen Gähnens" (oben) und des „häufigen und gelegentlichen Gähnens" (unten) [Schumann und Hecht 2001]

Aus den beiden Diagrammen geht folgendes hervor:

Das Gähnen des Hypotonikers

Nach dem Aufwachen gähnen 69 % häufig und 31 % gelegentlich. Im Verlauf des Vormittags und nach dem Mittagessen steigt die Anzahl derjenigen, die häufig gähnen über 80 % an. Diese Befunde korrelieren mit den subjektiven Angaben der Allgemeinbefunde der Hypotoniker, z. B. Morgenmüdigkeit, das Gefühl des „Nichtausgeschlafenseins", Antriebs- und Motivationsarmut, depressive Stimmung und Schlafanfälle in monotonen Situationen. Im Verlaufe des Nachmittags und des Abends lässt vor allem das häufige Gähnen nach, um dann kurz vor dem Schlafengehen wieder anzusteigen. Das Gesamtbild zeigt, dass die Hypotoniker über den ganzen Tag mehr oder weniger häufig gähnen. Lediglich am Nachmittag und am Abend gähnen 48 % bzw. 39 % nicht.

Das Gähnen des Normotonikers

Im Verlaufe des Vormittags geben nur noch 17 % an, gelegentlich zu gähnen. Eine Zunahme gelegentlichen Gähnens ist nach dem Mittagessen zu verzeichnen. Offensichtlich hängt dieser Anstieg mit der Verdauungsmüdigkeit oder noch mehr mit dem natürlichen Tagesgipfel erhöhter Schläfrigkeit zusammen. Eine geringe Zunahme des gelegentlichen Gähnens ist im Laufe des Abends festzustellen. Zirka eine Stunde vor dem Schlafengehen erreichen die Normotoniker ihren „Gähnhöhepunkt" mit 69 % häufigem und 31 % gelegentlichem Gähnen. Geschlechtsspezifische Abhängigkeiten wurden nicht festgestellt.

Die dargelegten Ergebnisse zeigen, dass zwischen Personen mit arterieller Hypotonie und arterieller Normotonie völlig unterschiedliche Tageszeitprofile des Gähnverhaltens nachgewiesen wurden und dass die Erstellung von Tagesprofilen des Gähnverhaltens geeignet ist, die prinzipiellen Unterschiede im Gähnverhalten beider Gruppen herauszuarbeiten.

Gähnen als eine regulierende Funktion des Blutkreislaufs

Die unterschiedlichen Verhaltensprofile des Gähnens in Abhängigkeit vom Blutdruck und das statistisch gesicherte häufigere Auftreten des Gähnens der Hypotoniker gegenüber der Normotoniker lassen die Schlussfolgerung zu, dass hämodynamische Funktionen mit dem Gähnprozess in Beziehung stehen. Es wird daher angenommen, dass das vermehrte Gähnen der Hypotoniker eine körpereigener präventive Funktion gegen Herz-Kreislauf-Störungen und Sauerstoffmangel Funktionen und möglicherweise gegen den nitrosativen und oxidativen Stress (freie Radikale) darstellt. Leider hindert das gesellschaftliche Tabu gegen das Gähnen in der Öffentlichkeit, das als unanständig bewertet wird, daran, auf die natürlichen Regulationsmechanismen zurückzugreifen, wenn die Homöostase akut oder chronisch gestört ist. Vielmehr wird zu künstlichen Stimulanzen gegriffen (z. B. Medikamente, Koffein), um die Müdigkeit zu „vertreiben". Dabei stehen genügend körpereigene Stoffe zur Verfügung, die mit dem Gähnvorgang wirksam gemacht werden können.

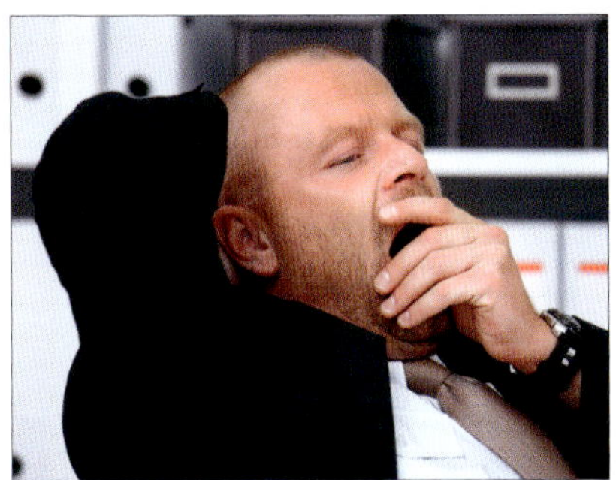

Abbildung 54: Gähnen hat eine Blutkreislauf regulierende Funktion. Gähnzwang des Hypotonikers kann aber zu Peinlichkeiten führen. [Shutterstock]

Häufiges Gähnen kann auch Rückschlüsse auf andere Erkrankungen geben, wie die beiden folgenden Grafiken zeigen:

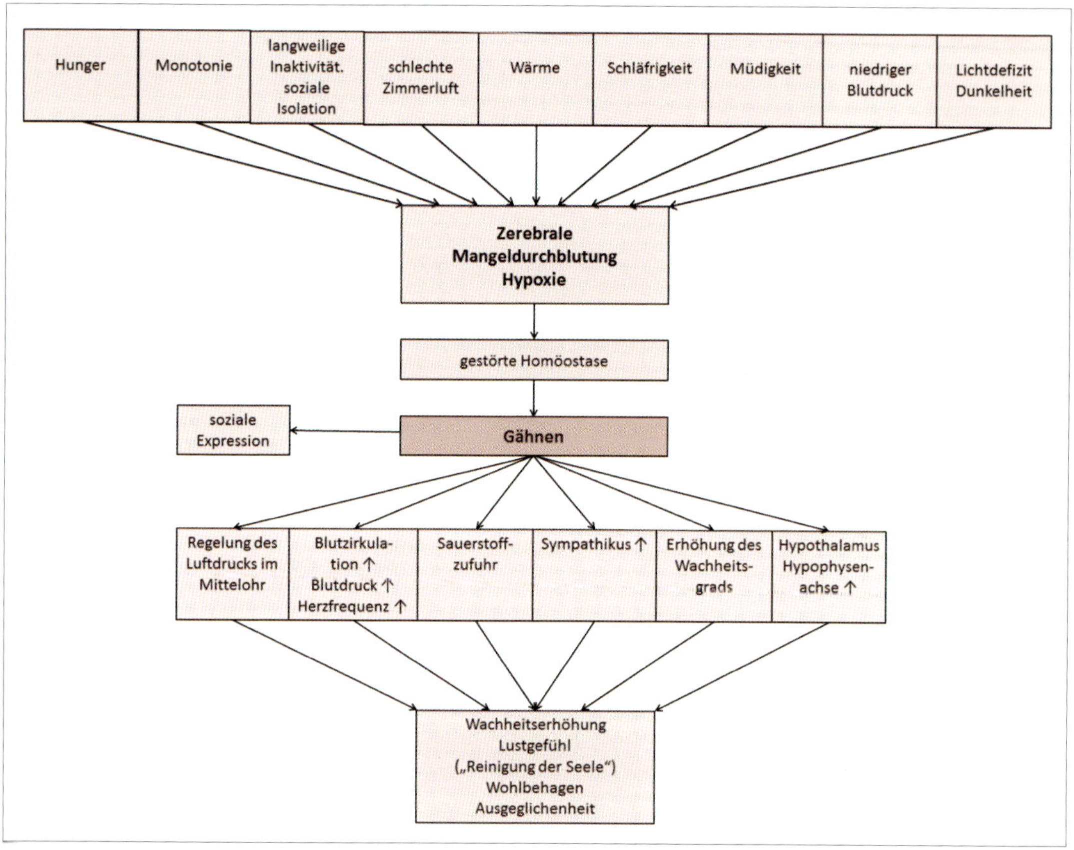

Hunger
Monotonie
langweilige Inaktivität. soziale Isolation
schlechte Zimmerluft
Wärme
Schläfrigkeit
Müdigkeit
niedriger Blutdruck
Lichtdefizit Dunkelheit
Zerebrale Mangeldurchblutung Hypoxie
gestörte Homöostase
soziale Expression
Gähnen
Regelung des Luftdrucks im Mittelohr
Blutzirkulation ↑ Blutdruck ↑ Herzfrequenz ↑
Sauerstoffzufuhr
Sympathikus ↑
Erhöhung des Wachheitsgrads
Hypothalamus Hypophysenachse ↑
Wachheitserhöhung
Lustgefühl
(„Reinigung der Seele")
Wohlbehagen
Ausgeglichenheit

Abbildung 55:
Gähnen bei Gesunden. Zur Psychophysiologie des Gähnvorgangs [Schumann und Hecht 2001]

Stress Angst Schlafstörungen Erschöpfung
psychiatrische Erkrankungen Beispiele: Schizophrenie, organische Psychosen, Depressionen
Neurologie Erkrankungen Beispiele: Hirnhypoxie, Tumoren, Epilepsie
hoher Innohrdruck
Übersättigung Hunger Unterernährung
Überdosierung von Medikamenten Beispiele: Pentobarbital Serotonin Neuroleptika Clomipramine
Drogen und Alkoholentzugserscheinungen Beispiele: Heroin Morphin Methadon
Gähnen

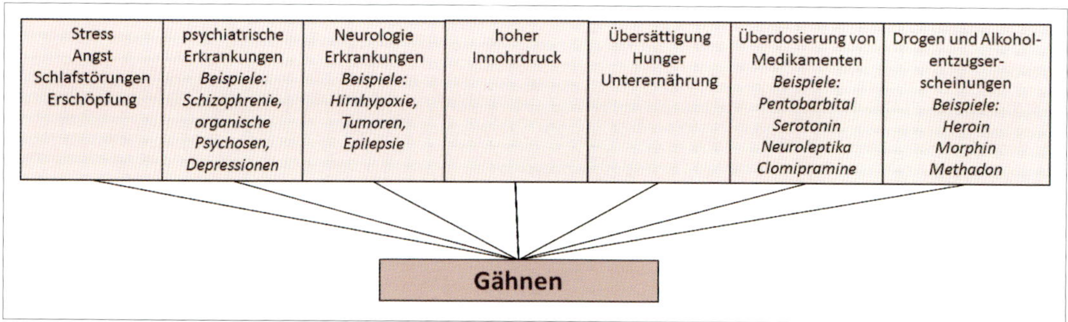

Abbildung 56:
Gähnen bei Erkrankungen. Schematische Übersicht über pathologische Prozesse, die das Gähnen verursachen [Schumann und Hecht 2001]

Zum richtigen Umgang mit dem hohen Blutdruck (arterielle Hypertonie)

Der hohe Blutdruck, die so genannte essentielle arterielle Hypertonie, gilt als eine gefürchtete, angsterzeugende Erkrankung. Häufig schleichend sich ausbildend, kann sie bösartige Folgen haben:

- Schlaganfall
- Herzinfarkt
- Arteriosklerose
- Herzschwäche und
- Augenprobleme

Diese hohen Risiken sind bei einer real gemessenen, chronischen arteriellen Hypertonie sehr ernst zu nehmen. Angst einflößende Informationen sind jedoch fehl am Platz, weil auch Angst den Blutdruck erhöhen kann und Herz-Kreislauf-Phobien (Angstzustände bezogen auf das Herz-Kreislauf-System) leider nicht so selten zu beobachten sind.

Ängste sind auch deshalb unbegründet, weil ein großer Teil dieser Herz-Kreislauf-Erkrankungen durch eine gesunde Lebensweise zu verhindern sind. Angst ist immer ein starker Stressor.

Epidemiologische erstellte Zahlen weisen aus, dass Deutschland in Europa die höchste Prävalenz (Vorkommen) an Bluthochdruckkranken haben soll. Es sollen 20 Millionen sein. Das wären ca. 25 % der Bevölkerung.

Es wird auch anders ausgedrückt: jeder vierte Erwachsene soll an hohem Blutdruck leiden. 300.000 Menschen sollen jährlich an den Folgen des hohen Blutdrucks sterben [Fokus 39/11, vom 26.09.2011].
Nun gibt es, wie bereits in den ersten Kapiteln dieses Buches erwähnt, Meinungen von verantwortungsbewussten Ärzten, die besagen, dass die meisten Toten nicht zu sein brauchten, weil die ungesunde Lebensweise (zum Beispiel das Rauchen) häufige Ursache dafür ist. Wir möchten auch noch einmal auf den Bericht der Ärzte Prof. Dr. Schrader, Dr. Lüders und Dr. Breitmeier zurückkommen, die in ihrem Buch: Arbeit, Stress und Hypertonie [1999] ausgewiesen haben, dass 17,7 % der deutschen Opfer einer Überschätzung der Hypertonie werden und zwar infolge von Fehlmessungen. Hochgerechnet auf 20 Millionen wären das ca. 3,5 Millionen „falsche" Hypertoniker, die gesund sind und einen normalen Blutdruck haben. Wenn richtig gemessen würde, dann blieben nur noch 16,5 Millionen Hypertoniker in Deutschland übrig.

Nun gibt es noch eine weitere Erscheinung. In den letzten 50 Jahren wurde der Grenzwert zwischen noch Normotonie und Hypertonie stufenweise herabgesetzt, wodurch sich die Zahl der Erkrankten (oder krank gemachten) erhöht.

Wenn man auf die letzten 50-60 Jahre zurückblickt, dann ist eine jahrzehntelange Unsicherheit bezüglich der Diagnose Bluthochdruckkrankheit anhand der Blutdruckwerte festzustellen. In den 50er Jahren galt die Regel: 100 mmHg + Lebensalter = normaler systolischer Blutdruck. Ein Mensch mit 60 Jahren hätte demnach einen normalen systolischen Blutdruck von 160 mmHg gehabt. Von 1959-1978 galt auf Empfehlung der WHO (Weltgesundheitsorganisation) folgende Klassifikation (Ruheblutdruck):

Normotonie

< 140 mmHg	systolischer Blutdruck
< 90 mmHg	diastolischer Blutdruck

Grenzwerthypertonie

140-160 mmHg	systolischer Blutdruck
90-95 mmHg	diastolischer Blutdruck

Empfehlungen: Noch keine medikamentöse Behandlung, Beobachtung, Blutdruckmesskontrollen in engmaschigen Abständen. Zusätzlich EKG und Laborwerte sowie eine umfangreiche Anamnese erheben.

Stabile Hypertonie

> 160 mmHg	systolischer Blutdruck
> 95 mmHg	diastolischer Blutdruck

Empfehlungen: Klinische und medikamentöse Therapie.

Bedingung für die Messung war:

1. Vor der Messung 5 Minuten Ruhe
2. Messung nur am Vormittag

Nach 1979 gab es zahlreiche wissenschaftliche Arbeiten, in denen verschiedene Autoren bzw. Forschergruppen uneinheitlich ihre Klassifikationsvorschläge unterbreiteten.

2005 wurde auf Empfehlung der WHO (Weltgesundheitsorganisation) und der DHL (Deutsche Hochdruckliga) noch folgende Klassifikation empfohlen, wobei sich die Messwerte auf den Ruhezustand beziehen sollen.

„Wenn die systolischen und diastolischen Blutdruckwerte eines Patienten in verschiedene“ Kategorien fallen, dann gilt die höhere Kategorie [DHL 2008].

Kategorie	systolischer Blutdruck	diastolischer Blutdruck
optimal	< 120 mmHg	< 80 mmHg
normal	120-129 mmHg	80-84 mmHg
hochnormal	130-139 mmHg	85-89 mmHg
Stufe Hypertonie 1 (leicht)	140-159 mmHg	90-99 mmHg
Stufe Hypertonie 2 (mittel)	160-179 mmHg	100-109 mmHg
Stufe Hypertonie 3 (schwer)	≥ 180 mmHg	≥ 110 mmHg

Tabelle 16: Klassifikation der Blutdruckstufen (mmHg)
[DHL Leitlinie 2008]

Bei der Diagnose der arteriellen Hypertonie ist größte Sorgfalt bei der Messung des Blutdrucks gefordert. Die Blutdruckregulation ist von einem zirkadianen (tagesrhythmischen) Verlauf und von einer außerordentlichen Fluktuation von Herzschlag zu Herzschlag gekennzeichnet. Deshalb wurde von der WHO (Weltgesundheitsorganisation) gefordert, den Blutdruck in Ruhe zu messen. Diese soll mindestens fünf Minuten vor der Messung beginnen. Zur Diagnose Hypertonie sollen mindesten zu zwei Tageszeiten je drei aufeinanderfolgende Messungen vorgenommen werden [Sinz und Witzleb 1993].

Wir haben in tausenden von Messungen festgestellt, dass dies für eine sichere Diagnose Hypertonie nicht ausreicht. **Körperliche Ruhe ist keinesfalls auch psychische Ruhe. Deshalb verwenden wir immer den BET.**

Nur bei strenger Einhaltung dieser Bedingungen ist die angeführte Klassifikation der chronischen arteriellen Hypertonie und der Normwertleistung in der Leitlinie der Deutschen Hochdruckliga e. V. und der Deutschen Hypertonie Gesellschaft [2008] anwendbar (Tabelle 16).

Nun gibt es Stimmen, die den systolischen Blutdruck auf 130 mmHg zurückgesetzt haben wollen, besonders dann, wenn eine Vergesellschaftung von hohem Blutdruck und Diabetes mellitus vorliegt. Die Berechtigung dieser Herabsetzung wird von Kritikern angezweifelt.

Verwunderlich ist, dass die vorgestellte Klassifikation faktisch in drei Normwerte untergliedert ist:
- optimal,
- normal,
- hochnormal.

Wenn man die Variabilität des Blutdrucks kennt, die wir in den ersten Kapiteln ausführlich beschrieben haben, so fragt man sich: warum dieser „Kult"? Ein Normbereich von < 120/< 80 bis 139/89 genügt. Wer mit Stethoskop und Manometer-Blutdruckmessgerät misst, der kann die drei genannten „Normkategorien" kaum differenzieren.

Verschiedene Formen der arteriellen Hypertonie

Diese in der Klassifikationsskala angeführte arteriellen Hypertonie wird als systolische-diastolische Bluthochdruckkrankheit bezeichnet. Es wird auch eine isolierte systolische Hypertonie klassifiziert. In diesem Fall ist nur der systolische Wert erhöht; der diastolische Blutdruckwert bewegt sich im Norm- oder hypotonen Bereich. Man findet sie vor allem bei älteren Menschen.

Isolierte systolische Hypertonie:

> 140 mmHg	systolischer Blutdruck
< 90 mmHg	diastolischer Blutdruck

[DHL 2008]

Wir werden auf die isolierte systolische Hypertonie später noch zurückkommen.

Des Weiteren wird von einer diastolischen Dysfunktion gesprochen, bei der der diastolische Blutdruck erhöht ist und sich der systolische im normalen Bereich befindet. Diese tritt gewöhnlich auf, wenn ein langjähriger Bluthochdruck, Diabetes mellitus oder eine Erkrankung der Herzkranzgefäße vorliegt. Frauen sind davon häufiger betroffen.

Zunächst möchten wir uns nur mit der systolischen-diastolischen arteriellen Hypertonie beschäftigen. Diese wird noch einmal unterteilt in die essentielle (primäre) arterielle Hypertonie. Ihr Vorkommen liegt bei ca. 90 % aller Fälle. Wir könnten sie auch als Hypertonie bezeichnen, die durch eine abwegige Lebensweise und vor allem durch chronischen Dysstress entsteht. Fortan wird diese Hypertonie im Mittelpunkt unserer Beschreibungen stehen. Die restlichen 10 % der arteriellen Hypertonieformen werden als sekundäre, symptomatische bezeichnet. Das heißt, sie ist Begleiterscheinung von anderen Erkrankungen, z. B.

- renale Hypertonie (mit Nierenerkrankungen einhergehend)
- endokrine Hypertonie (mit Hormonstörungen assoziiert)
- Hypertonie bei Schlafapnoe
- neurogene Hypertonie (mit neurologischen Erkrankungen verbunden)
- kardiovaskuläre Hypertonie (auf Arteriosklerose basierend)
- medikamentöse Hypertonie (z. B. durch die „Pille", durch Lakritze, Käse u. a. Stoffe ausgelöste chronische Hypertonie)

Diagnose nur allein mit der Blutdruckmessung ist sehr schwierig

Wie wir schon erwähnt haben, ist die Diagnose der arteriellen Hypertonie eine sehr schwierige und verantwortungsvolle Aufgabe, wenn nur mit der Blutdruckmessung die Diagnose gestellt werden soll. Die Bluthochdruckerkrankung hat die hinterhältige Eigenschaft, dass sie zunächst meistens symptomlos verläuft und häufig zufällig bei einer ganz anderen Untersuchung entdeckt wird. Die Schwierigkeit der Diagnose arterielle Hypertonie charakterisiert der österreichische Blutdruckexperte Universitätsprofessor Dieter Magometschnigg [2006] (wir wiederholen an dieser Stelle dieses Zitat noch einmal) folgendermaßen: „Die physiologische Blutdruckvariabilität von etwa 50 mmHg systolisch und 30 mmHg diastolisch pro Tag auf der einen Seite und die Diagnoseregel, dass die Blutdrücke eines Patienten mit einem einzelnen Patientenwert anhand einer eindeutigen und starren Grenze zu bewerten sind (z. B. Arztmesswert = 140/90 ist hyperton), passen nicht zueinander. Wenn die Blutdrücke eines Patienten z. B. zwischen 125-175/75-105 mmHg liegen, wird das Beurteilungsdilemma ganz offensichtlich. Die Einzelwerte ein und desselben Patienten liegen im normotonen und hypertonen Bereich. Das bedeutet, dass sich die Diagnose dieser Person zufallsabhängig innerhalb von Minuten ändern kann."

Diese Unsicherheit bei der Diagnose der Hypertonie allein durch Messung des Blutdrucks hat mindestens zwei Konsequenzen.

Erstens: Es müssen weitere Parameter mit herangezogen werden, wie zum Beispiel die Entspannungsfähigkeit des Patienten, d. h. wie er im Stande ist, den Blutdruck durch Relaxation zu senken und die Bestimmung der Typen des vegetativen Nervensystems sowie eine solide Stressdiagnostik.

Zweitens: Nach der ersten Konsultation sind weitere Messungen erforderlich, um die Berechtigung zu haben Medikamente verordnen zu können. Wie aus der EUROASPIRE III Studie hervorgeht, sind die gefürchteten Folgeerscheinungen der arteriellen Hypertonie in vielen Fällen durch die heute zur Verfügung stehenden Medikamente **nicht zu verhindern** gewesen.

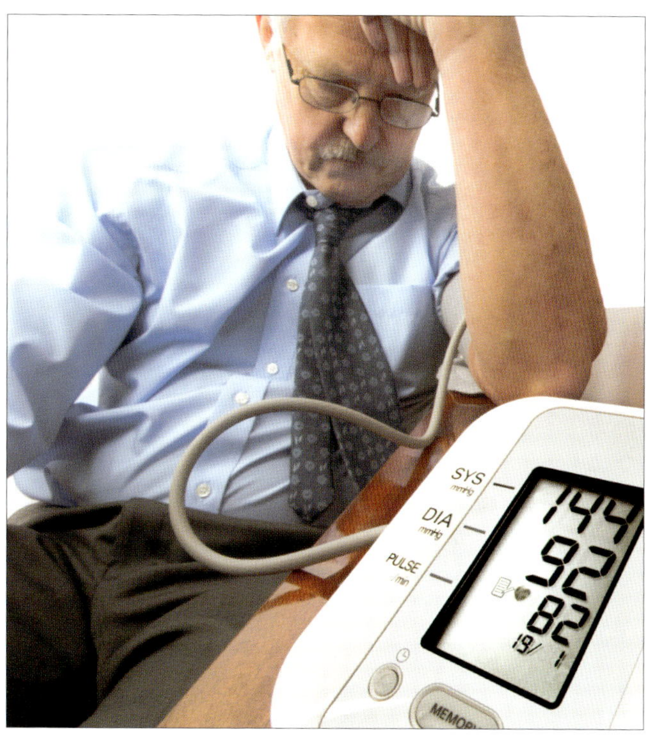

Abbildung 57:
Einmalige Messungen geben kaum Aufschluss über das Vorliegen eines Hochdruckes.
Zur Diagnose essentielle arterielle Hypertonie sind Mehrfachmessungen und mehr Parameter erforderlich.
[Shutterstock]

EUROASPIRE III-Studie fordert Umdenken

„EUROASPIRE ist ein Programm, mit dem die „klinische Wirklichkeit der Koronarprävention in Europa" erfasst wurde. Dazu wurden in den Jahren 1995 (I), 2000 (II) und 2006 (III) mehr als 8.547 Koronarpatienten aus acht europäischen Ländern (Deutschland, Finnland, Frankreich, Italien, Niederlande, Slowenien, Tschechien und Ungarn) interviewt. Bei den Befragten handelte es sich um Patienten entweder mit akutem Koronarsyndrom oder nach Revaskularisation (Bypassoperation oder perkutane transluminale koronare Angioplastie).

Sie wurden ausführlich zu Gefäßerkrankungen und Risikofaktoren, Lebensweise, Motivation zur Änderung des Lebensstils, Lebensqualität und aktueller Medikamenten-Einnahme befragt. Danach wurde ein individuelles Risikoprofil erstellt und überprüft, ob eventuelle Risikofaktoren adäquat behandelt werden.

Die Studie gilt als klassisches Beispiel für hochkarätige Versorgungsforschung in Europa." (Euroaspire = European Action on Secondary Prevention through Intervention to Reduce Events)

„Was hat die Studie noch ergeben? Die therapeutische Kontrolle des Blutdrucks hat sich seit 1995 nicht verbessert – noch ist jeder zweite Patient hyperton. Die Diabetes-Prävalenz hat sich im Untersuchungszeitraum in Deutschland fast verdoppelt (1995: 13,5 %, heute: 22,6 %)" [Deutsches Ärzteblatt 104/37, 2007].

In einem Bericht über den Europäischen Kardiologenkongress 2007 in Wien, der im Deutschen Ärzteblatt 104/37, mit dem Titel: „Prävention ist nicht (nur) Privatsache" erschien, heißt es: „Obwohl immer mehr Arzneimittel verschrieben werden, verbessert sich das Risikoprofil der meisten Herzkranken nicht. Kardiologen sprechen sich für die Ausweitung von Präventionsprogrammen und die Einrichtung von „Präventionszentren" aus." Der Bericht von Dr. med. Vera Zylka-Menhorn beginnt wie mit einem heftigen Paukenschlag: „Wer glaubt, dass Herzpatienten im letzten Jahrzehnt trotz umfangreicher und anspruchsvoller Arzneimitteltherapie gesünder und gesundheitsbewusster geworden sind, der unterliegt einer massiven Täuschung. Das Gegenteil ist der Fall: Mit Ausnahme der Cholesterinwerte hat sich das kardiovaskuläre Risikoprofil (Zigarettenkonsum, Übergewicht, Bluthochdruck, Diabetes mellitus) der europäischen Bevölkerung innerhalb von zwölf Jahren so massiv verschlechtert, dass man eigentlich von einer ‚Bankrotterklärung' der Sekundärprävention sprechen möchte. Entsprechend enttäuscht reagierte die Fachwelt auf die Vorstellung der Ergebnisse von EUROASPIRE III anlässlich des Europäischen Kardiologenkongresses in Wien."

Heilung erfordert eine Änderung des Lebensstils

Aber auch die Herz-Kreislauf-Erkrankten werden in diesem Artikel einer berechtigten Kritik unterzogen. „Trotz Nichtraucherkampagnen und kardialer Vorschädigung hat sich die Anzahl der Raucher unter den Patienten nicht verringert, rund ein Fünftel kann nicht von der Zigarette lassen. Auch das Körpergewicht stieg im Untersuchungszeitraum stetig an, sodass zuletzt vier von fünf Patienten übergewichtig (BMI > 25) und mehr als ein Drittel sogar fettleibig (BMI > 30) waren.

Herzpatienten scheinen ihr Arzneimittelrezept als eine Art „Ablassschein" zu betrachten, um weiter „sündigen" zu können. „Die Bevölkerung zieht die Einnahme von Tabletten einer unbequemen Änderung des gewohnten Lebensstils vor", sagte Prof. Dr. med. Philip Poole-Wilson (London)."

Die Ergebnisse der EUROASPIRE-Studie haben den Misserfolg einer 12jährigen medikamentösen Therapie der arteriellen Hypertonie offenbart. Zu dieser Therapiepleite schreibt Dr. Vera Zylka-Menhorn im Deutschen Ärzteblatt [2007]: „Was die Kardiologen als Erfolg für ihre Fachrichtung werten, ist eine deutliche Verbesserung der medikamentösen Therapie ihrer Patienten im Sinne der Leitlinien seit 1995. Damals erhielten in Deutschland nur 43,6 Prozent der Patienten

Betablocker, heute sind es 85 Prozent. Die Verordnung von ACE-Hemmern/AT-II-Blockern stieg von 31,4 auf 72,8 Prozent. Auch Diuretika werden häufiger verordnet. Den größten Zuwachs innerhalb von zwölf Jahren verzeichnen jedoch die Statine; ihr Anteil stieg von 31,1 auf 85,4 Prozent." Auf die Statine und auch die unerwünschten Nebenwirkungen der Blutdrucksenker kommen wir noch einmal zurück.

Arzneimittelrezepte und Leitlinien – Gesundheitspädagogik und gesunde Lebensweise

Auf dem Europäischen Kardiologenkongress, auf dem die EUROASPIRE-Studie vorgestellt wurde, zog Prof. Dr. med. Philip Poole, ein Londoner Kardiologe, die richtige Schlussfolgerung. „Patienten benötigen professionelle Unterstützung, um ihren Lebensstil zu ändern und ihre Risikofaktoren wirksam zu managen. Ihnen einfach ein Rezept in die Hand zu drücken genügt nicht. ... Patienten müssen die Art ihrer Krankheit verstehen. Das kann nur durch umfassende Präventions- und Rehabilitationsprogramme geschehen, wie sie etwa in der Europäischen Charta für Herzgesundheit vorgesehen sind."

Unsere Erfahrungen bestätigen, dass gesunde Lebensweise unter Einbeziehung der Stressbeherrschung Hypertonie beseitigen und verhindern kann [Hecht; Deutsches Ärzteblatt 104/50 2007, S. 2949-2950].

Das brachte auch Prof. Dr. Karl Hecht in seinem Leserbrief zu dem Bericht über den Europäischen Kardiologiekongress im Deutschen Ärzteblatt [104/50, 2007, S. 2949-2950] zum Ausdruck: „Kuren helfen. Dem Titel des Artikels „Prävention ist nicht (nur) Privatsache" möchte ich meine volle Zustimmung geben, weil nur durch eine gesunde Lebensweise der arteriellen Hypertonie ernsthaft Einhalt geboten werden kann. Das zeigt auch eine Reihe von wissenschaftlichen Veröffentlichungen der letzten Zeit. Nach meiner dreijährigen Erfahrung im Kurzentrum NaturMed in Davutlar (Westtürkei) kann ich bestätigen, dass der Blutdruck bei Hypertonikern nicht medikamentös dauerhaft gesenkt werden kann, wenn die Lebensweise verändert und ein Gesundheitsbewusstsein entwickelt wird. Dies erreichen wir mit dem Programm der dreiwöchigen Asklepioskuren, welches Berg- und Strandwanderungen, Thermalbaden, Wassergymnastik, psychische Relaxation, Atemrhythmusgymnastik, hydrokolontherapie, Reduktionskost und vorwiegend fleisch- und fettarme Ernährung sowie tägliche Gesundheitsseminare zum Inhalt hat. Diese Gesundheitsseminare erweisen sich als besonders wertvoll und effektiv bei der Herausbildung einer neuen Einstellung zum Leben und zur Gesundheit. Den Ergebnissen der EUROASPIRE zufolge steigen trotz geringer Effektivität der Pharmatherapie die Verordnungen von Medikamenten erheblich an. Warum wird dann nicht weitestgehend auf die Arzneimittel verzichtet? Es könnte viel Geld für prophylaktische Maßnahmen zur Verfügung stehen. Bekannt ist, dass z. B. Betablocker Schlafstörungen verursachen, durch die die arterielle Hypertonie weiter manifestiert werden kann."

Hauptursachen der essenziellen arteriellen Hypertonie

Als Hauptursachen für die essentielle arterielle Hypertonie werden allgemein folgende angeführt:

1. Belastung des neuropsychischen Systems, Dysstress, Angst, Existenzangst, Altersarmutangst, Pessimismus, Überlastung, Leistungsdruck
2. Bewegungsmangel und Überschuss an sitzender Tätigkeit (Computer, Auto, Fernsehen)
3. Rauchen: Ein Drittel aller Deutschen raucht, besonders Jugendliche
4. Übergewicht, vier von fünf Hypertoniepatienten haben Übergewicht. Ein Drittel davon ist fettleibig
5. Alkohol
6. Keine dem Menschen angepasste Ernährung, aber Völlerei
7. Unregelmäßige Lebensweise
8. Nachaußenorientierung auf Materielles und Geld
9. Störung des Wach-Schlafrhythmus und schlechte Schlafqualität
10. Neurodoping (Einnahme von leistungsstimulierenden Mitteln)
11. Autofahren (Staustress)
12. Kein Interesse für Prävention und gesunde Lebensweise

Diese Einflussfaktoren schaffen einzeln gesehen Chaos im Regulationssystem. Wenn mehrere Ursachenfaktoren gleichzeitig wirken, was größtenteils der Realität entspricht, wird das Regulationschaos noch größer. Die Faktoren bewirken aber nicht sofort einen kranken Zustand. Es kann bei ständigen Einwirkungen Jahre dauern, bevor dieser hervortritt. Es wird auch Menschen geben, die sehr empfindlich darauf reagieren und es wird andere geben, die einen hohen Widerstand entgegensetzen können. Darauf sollte man sich aber nicht verlassen. Besser ist es, so früh wie möglich die genannten Schadfaktoren zu beachten und auszuschließen.

Lärm erhöht den Blutdruck und macht herzkrank

Wir sind eine laute Gesellschaft geworden. Das schafft Chaos in unserem Regulationssystem und schadet unserem Herzen. Das geht z. B. aus einer Langzeitstudie von Christl Graff et al. [1968] hervor. Graff et al. [1968] untersuchten männliche Arbeiter einer Kesselschmiede (90 -110 dB(A)) vor der Einstellung, nach 6 und nach 13,5 Dienstjahren. Diese Gruppe verglichen sie mit Transportarbeitern, die in den gleichen Zeitabschnitten unter Lärmpegeln kleiner 60 dB(A) tätig waren. Kriterium waren Parameter des Herz-Kreislauf-Systems (Blutdruck, EKG und andere funktionsdiagnostische sowie biochemische Parameter). In der Tabelle 17 ist das Ergebnis dargestellt.

Es liegen noch viele Befunde von Straßen-, Flug- und Freizeitlärm vor, die diese Befunde von Graff et al. bestätigen. Zum Beispiel berichten im Deutschen Ärzteblatt 108/43 [Kaltenbach und Maschke 2011],

	Einstellungsbefund	nach 6 Dienstjahren	nach 13,5 Dienstjahren
Lärmarbeiter n=117	gesund	31 % hoher Blutdruck Herzkrank	81 % hoher Blutdruck Herzkrank
Transportarbeiter n=50	gesund	6 % hoher Blutdruck Herzkrank	16 % hoher Blutdruck Herzkrank

Tabelle 17: Herzkreislauferkrankungen von männlichen Arbeitern einer Kesselschmiede unter Lärmwirkung [Graff et al. 1968]

S. C1889 Prof. Dr. Martin Kaltenbach und Dr. Christian Maschke, „dass Lärm zum vermehrten Auftreten von Hypertonie, Herzinfarkt und Schlaganfall führt. Sie belegen mit ihren Arbeiten, dass Fluglärm als ursächlich für die arterielle Hypertonie angesehen werden muss. Wörtlich schreiben diese Autoren: „Die Blutdruckerhöhung kann auch ohne subjektive Belästigung oder Schlafstörungen auftreten". „Das Ohr schläft nicht". Diesbezüglich ist auch der Freizeitlärm nicht zu unterschätzen. Diesbezüglich verweisen wissenschaftliche Arbeiten über die schädigende Wirkung von Rock- und Pop-Musik.

Die Arbeitsplatzhypertonie

Die Arbeitsplatzhypertonie ist in enger Verbindung mit der Kohärenz-Chaosmethode des kalifornischen HeartMath-Instituts und generell mit dem Stressproblem zu sehen. Die internationale Arbeitsorganisation (ILO) der UNO kam zu der Einschätzung, dass zwei Drittel aller Krankheiten stressbedingt sind und 10 % des erwirtschafteten Bruttoprodukts der Industriestaaten verschlingt.

Die Stressursachen am Arbeitsplatz sind vielfältig. Eine Studie dazu veröffentlicht die Techniker Krankenkasse (Abbildung 58).

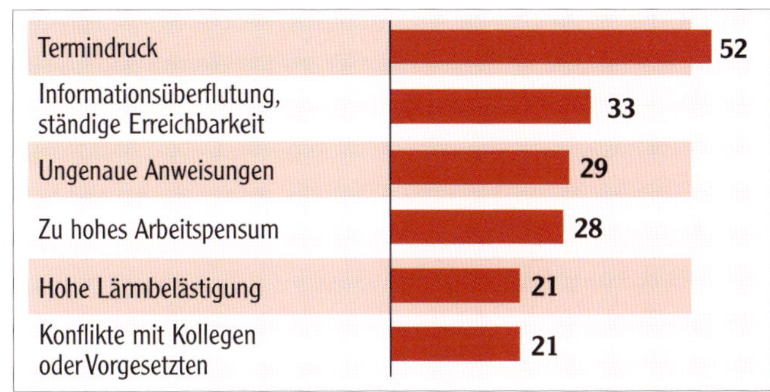

Abbildung 58: Stressursachen am Arbeitsplatz in Prozent der befragten Erwerbstätigen (Mehrfachnennungen möglich) [Quelle: TK, F.A.Z.-Institut]

Mobbing am Arbeitsplatz macht krank

1997 befasste sich der 100. Deutsche Ärztetag mit gesundheitlichen Schäden des Mobbings an Arbeitsplätzen. Als Folge wurden u. a. Herz-Kreislauferkrankungen, Magen-Darmerkrankungen, Schlafstörungen, Depressionen, Ängste und Gedächtnisstörungen anführen. In Zusammenhang mit dem Arbeitsplatzstress ist auch der erhöhte Blutdruck im Gespräch. Tatsächlich werden am Arbeitsplatz größtenteils erhöhte Blutdruckwerte gemessen. Hierbei ist aber zu berücksichtigen, dass jede geistige und körperliche Tätigkeit Eustress, also die Stimulierung des Sympathikus, erfordert, um die entsprechende Leistung zu erbringen. Das ist normal. Die Anwendung des Blutdruckentspannungstests würde zeigen, dass in diesem Fall die Blutdruckwerte durch mentalgesteuerten Atemrhythmus in den Normalbereich gesenkt werden. Das ist eben eine Eustress-Situation, die keinen Krankheitswert hat.

Würden wir die Kohärenz-Chaosmethode anwenden, dann könnten wir, wenn bei dem Betreffenden Arbeitsfreude vorliegt, sogar Kohärenz feststellen. Bei Unzufriedenheit aber Chaos in der Gehirn-Herz-Beziehung. Im Relaxationsprozess könnte größtenteils Kohärenz erreicht werden.

Wenn die Arbeitenden dauerhaft unter Stress stehen und auch in der Freizeit nicht abschalten können, dann liegt Dysstress vor. Wir würden mit dem Blutdruckentspannungstest keine Senkung des Blutdrucks und mit der Kohärenzmethode keine Kohärenz feststellen können. In diesem Fall liegt eine Arbeitsplatzhypertonie vor und je länger der Dauer-Dysstress anhält, umso mehr bilden sich krankhafte Funktionen aus. So wie sich ein Schmerzgedächtnis und Immungedächtnis ausbilden kann, wenn sich z. B. der Schmerz täglich wiederholt, so bildet sich durch die tägliche Wiederholung von Dysstress auch ein Hypertoniegedächtnis aus. Dieses ist nicht mit Antihypertensiva zu beseitigen. Woher wissen wir dies?

1. Unter dem Aspekt der Psychotherapie wurde der Blutdruck durch instrumentelle Konditionierung, also „Umlernen" gesenkt [Richter-Heinrich et al. 1977]. Gleiches bewirkt die Biofeedbackmethode, bei der der Patient die Senkung des Blutdrucks durch Signale kontrollieren kann [Piesbergen 2002].
2. Prof. Dr. Karl Hecht veröffentlichte 1971 ein Modell zur Entwicklung der arteriellen Hypertonie durch fehlgesteuertes Lernen. Er und seine Mitarbeiter erarbeiteten dieses Modell an Ratten (an Menschen darf man derartige Untersuchungen nicht durchführen). Die Tiere erhielten jeden Tag 15 kurze Stromstöße von 5 Sekunden Dauer auf die Pfoten, denen sie nicht ausweichen konnten (Hilflosigkeit). Damit verbunden wurde ein Ton- und Lichtsignal appliziert. Nach zirka zwei Wochen zeigten die Ratten einen erhöhten systolischen Blutdruck. In der Folgezeit wurde nur noch täglich das Ton- und Lichtsignal und nur alle zwei Wochen einmal der Stromreiz gegeben. Auf die optischen und akustischen Signale reagierten die Tiere genauso wie auf den Stromreiz. Sie hatten die Hilflosigkeit erlernt. Der Blutdruck war weiterhin erhöht. Nach fünf Monaten täglicher Anwendung dieser Prozeduren waren als Folgen des hohen Blutdrucks Schäden an den Nieren, an der Aorta, an der Herzmuskulatur und an den Betazellen der Bauchspeicheldrüse festzustellen. An der Skelettmuskulatur und an der Leber war der Elektrolytstoffwechsel gestört. Kontrolltiere, die normal lebten (ohne Stress), hatten diese Erscheinungen nicht auszuweisen.

In einer weiteren Gruppe von Ratten wurde die gleiche Stressprozedur mit Licht- und Tonsignalen durchgeführt. Gleichzeitig kamen die Tiere 30-60 Minuten täglich in ein

Laufrad. Diese Bewegung verhinderte das Erlernen der Hypertonie. Nach fünf Monaten war kein erhöhter Blutdruck, auch keine Veränderungen an den verschiedenen Organen festgestellt worden.

Folglich kann nicht nur eine direkte Wirkung eines Stressors Stress auslösen, sondern allein eine Signalisierung einer derartigen Situation. Beim Menschen können schon Gedanken, beispielsweise an ein erlebtes Mobbing, krankhafte Prozesse auslösen. Bewegung vermag aber einem solchen krankhaften Vorgang entgegen zu wirken.

Bluthochdruck und Cholesterin

Nun zurück zu den Statinen (Cholesterinsenkern) und noch einmal zu dem Artikel von Dr. Zylka-Menhorn im Deutschen Ärzteblatt. Sie schreibt, dass die Verordnung von Statinen innerhalb von 12 Jahren von 31,1 % auf 85,4 % gestiegen ist und verbucht als einzigen Erfolg der Pharmakotherapie die Senkung der Cholesterinwerte. An dieser Stelle irrt sich Frau Dr. Zylka-Menhorn, weil sie vergessen hat, das Deutsche Ärzteblatt drei Jahre zuvor anzusehen.

Eine Karikatur im Deutschen Ärzteblatt weist darauf hin, wem die Cholesterinsenkung wirklich hilft (Abbildung 59).

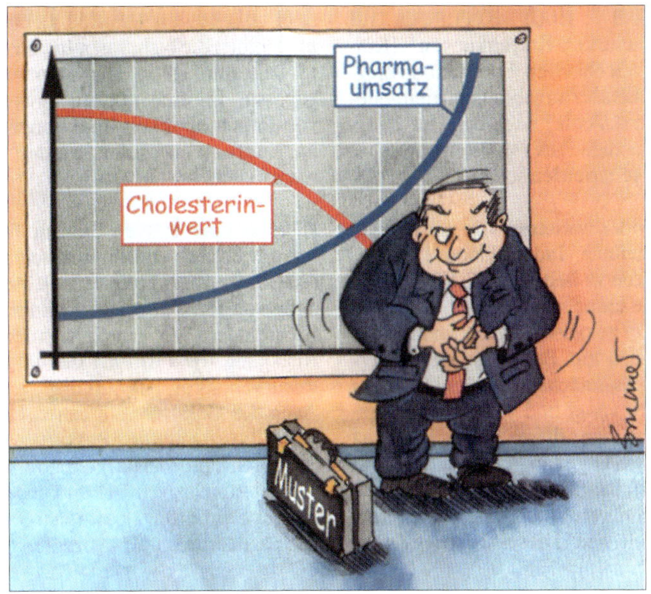

Abbildung 59: Ist Cholesterinsenkung ein Geschäft?
[Deutsches Ärzteblatt 101/16, 16.04.2004, S. C854]

Prof. Dr. med. Hartenbach hat in seinem Buch „Die Cholesterinlüge“ [Hartenbach 2003] aufrüttelnd für Ärzte und Patienten, wissenschaftlich begründet Stellung zur Unwirksamkeit auf das Herz-Kreislauf-System und zum Risiko an Krebs zu erkranken genommen.

In einer kritisch ausgewerteten Recherche der internationalen einschlägigen Fachliteratur nahm auch Anthony Colpo in seinem 2009 in deutscher Sprache erschienenen Buch: „Der große Cholesterinschwindel“. Kopp-Verlag, Rottenburg, Stellung. Er schätzt ein, dass der Glaube, dass Cholesterin die gefürchteten Volkskrankheiten Arteriosklerose und Herzinfarkt verursacht, völlig falsch ist und dennoch zum „heiligsten“ Dogma der modernen Medizin gehört. Obendrein erhöhen die Cholesterinsenker das Risiko an Krebs zu erkranken und zu sterben.

Was ist Cholesterin?

Cholesterin ist ein lebenswichtiger körpereigener Wirkstoff. Cholesterin führt in unseren Lebensprozessen sehr wichtige Funktionen aus, die durch eine Senkung erheblich gestört werden können. Das soll in folgenden Beispielen kurz demonstriert werden:

1. Cholesterin ist die Grundsubstanz für Cortisol, dem Aktivierungshormon und Stresshormon und dient der Aktivierung energetischer Substanzen, z. B. Glukose und Kalium.
2. Cholesterin ist die Grundsubstanz für weibliche und männliche Sexualhormone und bewirkt eine Verbesserung der Vitalfunktionen bei Männern und Frauen, Muskel- und Knochenaufbau, Regulierung des Schlafbedürfnisses.
3. Cholesterin ist die Grundsubstanz für das Hormon Aldosteron, welches den Mineralstoffwechsel reguliert und Elektrolytregulation bewirkt.
4. Cholesterin ist die Grundsubstanz der Gallensäure, die der Fettverdauung und der Stuhlregulierung dient.
5. Cholesterin ist die Grundsubstanz von Vitamin D und wird dringend zum Knochenaufbau und zum Gelenkaufbau benötigt.
6. Cholesterin ist die Grundsubstanz für Mitochondrien und für die Zellmembran von Billiarden menschlicher Zellen.

Diese Erkenntnisse sind jedem Lehrbuch der Physiologie zu entnehmen.

Senkung des Cholesterinspiegels führt zur Störung der Lebensprozesse

Eine Senkung des Cholesterinspiegels kann daher zu schweren Störungen in den Lebensprozessen führen und das Risiko zur Krebserkrankung erhöhen. Dafür zeugen zahlreiche Studien [siehe Hartenbach 2003].

1. In der Simvastatin-(4-S-)Studie wurden 4.444 Personen überprüft. Das Ergebnis: „Ein erhöhter Cholesterinspiegel hat **keinen Einfluss auf die Entwicklung einer Arteriosklerose** oder den Herzinfarkt. **Eine Cholesterinsenkung ergibt keinen Sinn und ist daher nicht indiziert.**“
2. Die Finnische multifaktorielle Studie, mit der Überprüfung des Cholesterinwerts an über 2.000 Personen zeigte bei den mit Cholesterin senkenden Medikamenten behandelten Personen eine **dreimal höhere Herzinfarktrate und ein Drittel mehr Todesfälle** als bei der unbehandelten Gruppe.
3. Helsinki-Herz-Studie I (1987)
   - 700 Patienten
   - Durch Cholesterinsenkung **Zunahme der Todesfälle um 40 %**
   - **Zunahme der Krebstodesfälle um ca. 40 %**
4. Helsinki-Studie II (1993)
   - Durch Senkung des Cholesterinspiegels **Zunahme der Todesfälle um 50 %**
   - **Zunahme der Krebstodesfälle um 40 %**

5. Die Clofibrat-Studie überprüfte die Wirkung des Cholesterin senkenden Medikaments gleichen Namens an über 1.000 Personen. Eine **erschreckende Steigerung an Krebstodesfällen** führte zum **Verbot und Abbruch der Studie**

Erkenntnisstand zum Cholesterin

[nach Hartenbach 2002 und Colpo 2009]

1. Cholesterin hat keinen Einfluss auf die Entwicklung einer Arteriosklerose oder eines Herzinfarkts.
2. Hohe Cholesterinwerte sind verbunden mit hoher Lebenserwartung und geringer Krebshäufigkeit.
3. Eine Senkung des Cholesterinspiegels ist verbunden mit zahlreichen Todesfällen und vermehrtem Auftreten von Krebsentwicklungen.
4. Der „Normalwert 200 mg/dl deklariert 80 % der gesunden Weltbevölkerung als „Cholesterinkranke“! Das ist irreal!
5. Der Cholesterinspiegel des Menschen ist altersabhängig (Tabelle 18)
6. Der Cholesterinspiegel des Menschen unterliegt starken Schwankungen:
   - Tagesrhythmus
   - Hormonproduktion
   - Nahrungseinnahme
   - Alter
   - körperliche und geistige Belastungen

Deshalb sind mehrere Messungen erforderlich, um die wissenschaftlich begründete Aussage „hoher Cholesterinspiegel“ zu treffen. Diese Aussage steht im Widerspruch zur gegenwärtigen ärztlichen Praxis und bedarf der weiteren wissenschaftlichen Klärung. Das unterstreichen auch die auf der folgenden Seite aufgeführten Studien.

Alter	Mittelwert	oberer Grenzwert	Behandlungsindikation
10-19 Jahre	175 mg/dl	230 mg/dl	ca. ab 300 mg/dl
25-29 Jahre	198 mg/dl	270 mg/dl	ca. ab 350 mg/dl
40-59 Jahre	250 mg/dl	350 mg/dl	ca. ab 400 mg/dl
65-85 Jahre	leicht abnehmend	330 mg/dl	ca. ab 400 mg/dl

Tabelle 18: Der Cholesterinspiegel ist altersabhängig

[Hartenbach 2003]

Neueste Studien bestätigen die Erkenntnisse von Hartenbach und Colpo

„Journal of the American Medical Association" 299 (2008), S. 1678:

1. 50 % der Herzinfarkt-Patienten weisen keine hohen, sondern niedrige Cholesterinwerte auf
2. Patienten mit hohen Cholesterinwerten haben keine veränderten oder verkalkten Herzkranzgefäße, sondern Koronaren wie Säuglinge
3. Eine aggressive Cholesterinsenkung bringt keine Vorteile
4. Die hohe Dosierung hatte
   – hohe Kosten und
   – hohes Risiko für Nebenwirkungen
   zur Folge
5. Barbara Honard, Leiterin dieser Studie, kommt zu dem Schluss: „Vielleicht ist die aggressive Therapie gar nicht günstig für die Patienten"

„New England Journal of Medicine" 358 (2008), S. 1431:

1. Studie mit Kombinationspräparaten der Firma Merck und Schering-Plough aus Simavastin und Ezetimib:
   Keine Wirkungen zur Verhinderung von Herz-Kreislauf-Erkrankungen, Arterioskleroseentwicklung gleich wie bei Unbehandelten
2. Ärzte raten in USA, England und Deutschland: vorläufig keine Cholesterinsenker, dafür gesunde Lebensweise
   – gesunde Ernährung
   – regelmäßig Sport
3. Anhänger der Cholesterinsenkertherapie sind irritiert, schockiert und hilflos.
   Zum Besipiel die englischen Mediziner Greg Brown und Allen Taylor: „Diese anscheinend sauber durchgeführte Studie widerspricht dramatisch unseren Erwartungen".
4. Herausgeber des New England J. of Medicine, Gregory Curfman: „Dieses Paradoxon steht völlig quer zu unserem traditionellen Verständnis von LDH-Cholesterin und Arteriosklerose".

Diese Fakten sollten jedem Arzt, der Cholesterinsenker verordnet, und jedem Patienten, der sie einnimmt zu denken geben.

Bei älteren Menschen wirken Medikamente anders als bei jüngeren

Nicht unerwähnt darf bleiben, dass nicht wenige Medikamente bei älteren Menschen anders wirken als bei jüngeren. Gewöhnlich werden aber die klinischen Erprobungen von Medikamenten an jungen Männern vorgenommen. Diese Erkenntnisse haben dazu geführt international PIM-Listen (potential inadäquate (nicht geeignet) Medikation) für ältere Menschen aufzustellen, um eine **Arzneimittelsicherheit** für den älteren Patienten anzustreben. Für Deutschland wurde die sogenannte „Priscus-Liste" für potenziell inadäquate Medikamentationen für ältere Menschen, unter der Leitung von Frau Professor Dr. med. Petra Thurmann vom Lehrstuhl für Klinische Pharmakologie der Universität Witten (Herdecke) erarbeitet. Das Projekt wurde vom Bundesministerium für Bildung und Forschung (BMBF) gefördert. Diese Priscus-Liste enthält 83 Arzneistoffe aus 18 Arzneistoffklassen, die potentiell inadäquat, also völlig ungeeignet für ältere Menschen sind. Wenn Sie ständig diese Medikamente einnehmen und älter als 60 Jahre sind, werden Sie sicherlich geschockt sein.

Von den Antihypertensiva (blutdrucksenkende und Herz-Kreislauf-Mittel) werden

- Doxazosin
- Prazosin
- Terazosin
- Methyldopa
- Clonidin und
- Reserpin

in der Priscus-Liste angeführt. Wie wir noch zeigen werden, ist die isolierte systolische Hypertonie, die vorwiegend bei älteren Menschen vorkommt, nach Auffassung von Experten mit den zur Verfügung stehenden Medikamenten faktisch nicht therapierbar.

Die Priscus-Liste wurde im Deutschen Ärzteblatt 107 [2010, S. 543-551] publiziert und ist abzurufen unter *http://priscus.net.*

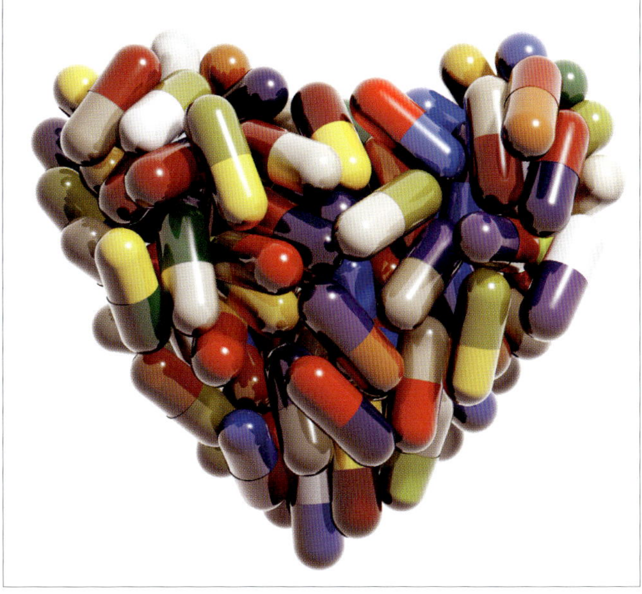

Abbildung 60: Das menschliche Herz voller Medikamente. Helfen sie wirklich? Heilen Sie? [Shutterstock]

Die meisten Antihypertensiva haben auch schlafstörende Wirkungen [Hajak und Rüther 1995].

Es wird auch Kranke geben, die Medikamente zur Senkung des Blutdrucks unbedingt benötigen. Das muss aber auf der Basis einer sauberen Diagnose entschieden werden.

Mit einem Herz voller Glück lebt es sich gesünder.

Ist die Forderung zum richtigen Umgang mit der arteriellen Hypertonie berechtigt?

Vielleicht mag man uns nach den vorstehenden Ausführungen vorwerfen, wir hätten die Situation in der sich die Hypertoniediagnostik und –therapie befindet, zu kritisch bewertet. Leider ist das nicht der Fall. Um einer derartigen Argumentation entgegen zu wirken, haben wir die Zeitschrift „Med. Report" der letzten 10 Jahre durchgesehen. Diese Zeitschrift berichtet ausführlich über wichtige Kongresse, auch über solche, die das

Herz-Kreislauf-System und die Hypertonie zum Gegenstand hatten. Dort fanden wir Kritik an der Grenzwertfestlegung der arteriellen Hypertonie, an Fehlmessungen und Fehltherapien der „Volkskrankheit" Hypertonie.

Aus anderen Berichten ging hervor, dass nur jeder zweite oder gar jeder vierte Hypertoniepatient effektiv behandelt wurde. Auch Warnungen vor den Nebenwirkungen der Antihypertensiva fanden wir.

In den Fachzeitschriften wurde kritisch Stellung zur medikamentösen Hypertonietherapie genommen. In der Münchener Medizinischen Wochenzeitschrift 14/2006 stellt z. B. Prof. Dr. Heinrich Holzgrebe die Frage: „Wie viel Schaden verhindert die antihypertensive Therapie?" Er zweifelt an der Richtigkeit vorliegender Studien. Medien stellen sich auf ein Umdenken bei Herz-Kreislauf-Erkrankungen ein.

Im Fokus 9/11 vom 26.09.2011 konnten die Ärzte Professor Dr. Martin Middeke, München, und Professor Dr. Bernhard Schwaab, Höhenried, auf einer beiliegenden CD zu Wort, in dem sie zeigen, wie mit nicht medikamentöser Therapie und mit Änderungen des Lebensstils der Blutdruck gesenkt werden kann.

Auch die Apothekenumschau vom 15.09.2011 beschreibt, wie der hohe Blutdruck auch durch Körperbewegung, Ernährung, Stressabbau (neben Medikamenten) beeinflusst werden kann. Der unerschütterliche Glaube an die Medikamente ist ein großer Irrtum, dem heute viele Menschen unterliegen.

Medikamentöse Therapie kann neue Krankheiten erzeugen

Auswirkungen der Nebenwirkungen und unsachgemäße Diagnostik der arteriellen Hypertonie haben wir bei Patienten des Kurzentrums NaturMed Davutlar, in dem wir von 2004-2009 nichtmedikamentöse Asklepioskuren durchführten, häufiger festgestellt. Nachfolgend ein Beispiel von vielen. Im Sommer 2008 stellte sich ein 62jähriger türkischer Patient mit folgenden Beschwerden vor: Sein Allgemeinzustand war schlecht, er konnte keine 100 m gehen, sein Blutdruck (Ruhewert) 91/62 mmHg. Die Einweisungsdiagnose war arterielle Hypertonie, Diabetes mellitus, Schlafstörungen, Muskel- und Kopfschmerzen, Gleichgewichtsstörungen, Atembeschwerden, Neurasthenie (nervale Erschöpfung).

Die Hypertonie war sechs Jahre zuvor diagnostiziert worden. Im Laufe dieser Zeit erreichten die gleichzeitig verabreichten Medikamente zunehmend die stattliche Zahl 13, weil nämlich durch Nebenwirkungen der eingenommenen Medikamente neue Krankheiten entstanden waren. Wir haben diese Entwicklung in einem Schema in Abbildung 61 dargestellt.

Wir setzten alle 13 Medikamente ab. Um Abstinenzsymptomatik zu verhindern applizierten wir den Neurotransmitter (die Uraminosäure) Glyzin [Hecht et al. 2010].

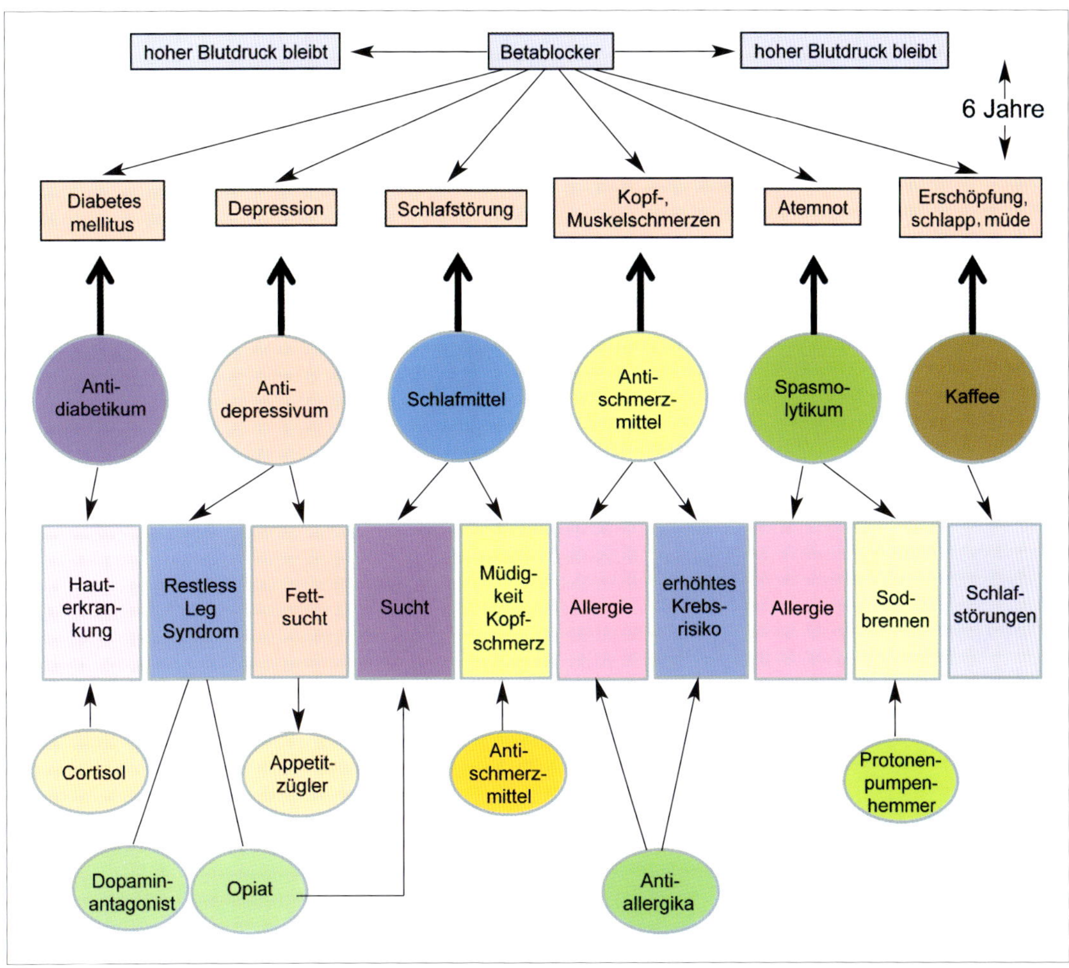

Abbildung 61: Medikamente sorgen für dauerhaftes Kranksein (Fallbeispiel, männlich, 62 Jahre) [Archiv Hecht]

Außerdem nahm der Patient an dem Programm der Asklepioskur teil. Von Tag zu Tag ging es ihm besser. Nach einer Woche konnte er schon fünf Kilometer wandern. Nach zwei Wochen zehn Kilometer. Wir maßen mit dem BET jedoch immer einen Ruheblutdruck von 100/70 mmHg. Es war keine Spur von einer Hypertonie festzustellen. Nach einem Jahr stellte er sich erneut im Kurzentrum NaturMed vor. Er war ein gesunder, gut trainierter Mann, der täglich mit Freude zehn Kilometer wanderte. Arzneimittel hat er in dieser Zeit nicht mehr eingenommen.

Wir bestreiten keinesfalls, dass Arzneimittel in Einzelfällen nützlich sein können und auch angewendet werden sollten. Bevor Medikamente eingenommen werden, ist aber immer erst zu prüfen, ob nicht andere Therapiekonzepte helfen können.

Wie soll der Hypertoniker mit seinem hohen Blutdruck umgehen?

Zu allererst sollte darauf geachtet werden, dass der Blutdruck mit größter Sorgfalt, mit dem richtigen Gerät, mit der richtigen Manschette und im wirklichen Ruhezustand (besser relaxiertem Ruhezustand) gemessen wird. Oberarmmessungen sollten obligatorisch sein. Wir raten auf Grund unserer Erfahrungen von Handgelenkmessgeräten ab. Ein Test der Deutschen Hochdruckliga ergab, dass von 19 geprüften Handgelenkgeräten nur sechs die Prüfung bestanden [Schrader et al. 1999]. Bei älteren Menschen und auch bei Diabetikern sind Handgelenkarterien nicht mehr so elastisch und zum Messen ungeeignet. Auch ist es schwierig, den Arm während der Messung in der vorgeschriebenen Position zu halten. Dazu sind Anstrengungen erforderlich, wodurch der Blutdruck ansteigen kann. Deshalb ist es besser Oberarmgeräte mit einer Schalenmanschette und natürlich der richtigen Oberarmgröße zu verwenden.

Die Messung sollte mit dem Blutdruckentspannungstest an mindestens sechs aufeinander folgenden Tagen vorgenommen werden.

Richtige Blutdruckmessung erspart Leiden und Geld. Der Blutdruckentspannungstest bringt sichere Werte. Es ist seit langem aus der Physiopsychologie bekannt [Schandry 1996], dass emotionelle Reaktionen den Blutdruck anheben und Relaxation ihn senken können. Des Weiteren ist bekannt, dass der Untersuchte durch bewusste oder unbewusste Steuerung seiner Emotionen den Blutdruck beeinflussen kann. Das wurde mit dem Blutdruckentspannungstest tausendfach nachgewiesen.

Änderung des Lebensstils

So wie es Prof. Philip Poole auf dem Europäischen Kardiologenkongress gefordert hat: Die Bluthochdruckpatienten benötigen professionelle Unterstützung, um ihren Lebensstil zu ändern und Risikofaktoren zu verhindern. Vor allem geht es darum, den Sinn des Lebens zu überdenken und zu entscheiden, welche Lebensqualität man bevorzugen möchte. Faule Fettlebe oder Bewegung. Unzufriedenheit oder Optimismus. Mit Geldgier hektisch unter Dauerstress stehen oder mit weniger, aber relaxiert und gelassen sein.

Geist und Seele pflegen

Sehr wichtig ist die mentale kontrollierte rhythmische Atmung oder meditative Atmung, wie wir sie im Zusammenhang mit dem Blutdruckentspannungstest in Kapitel 4 beschrieben haben. Sie sollten täglich mindestens zweimal relaxieren. Zu wenig Zeit dafür? Schauen Sie 20 Minuten weniger Fern (das stressend und blutdruckerhöhend wirkt, besonders Krimis). Das wird Ihnen außerdem gut tun! Dr. Andrew Weil, Autor des Buchs „Spontanheilung" [1995], hat in sein Therapieprogramm „Medienfasten" einbezogen.

Erarbeitung einer optimistischen Lebenseinstellung im Sinne einer positiven Medizin oder/und Psychologie. Suchen Sie nicht ihre Symptome und Weh-Wehchen, sondern ihre positiven Seiten, z. B. Ihre Selbstheilungskräfte. Diese sollten Sie stärken, dann verschwinden auch die Symptome der Krankheit. Voraussetzung dafür ist aber Willensstärke. Wenn Sie diese Eigenschaften: optimistische Lebenseinstellung, positives Denken und Fühlen sowie Willensstärke komplex bei sich entwickeln, werden Sie hohe Lebensgenüsse erleben. Willensschwäche und Pessimismus nagen dagegen an Ihrer noch vorhandenen gesunden „Substanz“. Denken Sie daran: Herz und Psyche sind eine Einheit. Wenn Sie sich wohlfühlen und trotz stressender Gesellschaft positiv denken und fühlen, bleiben auch Ihr Herz und Blutdruck in Ordnung.

Bewegung

Merken Sie sich: Die Bewegung kann jedes Arzneimittel ersetzen, aber kein Arzneimittel die Bewegung. Diesem Postulat des französischen Arztes des 19. Jahrhunderts, Dr. Tissot ist auch heute noch in keiner Weise zu widersprechen.

In einem Artikel des Deutschen Ärzteblatts 101/50, 2004 fordert Dr. Reinhard Ketelhut von der Berliner Charité:

Körperliche Aktivität zur Behandlung des arteriellen Blutdrucks. Er empfiehlt folgende Sportarten: Laufen, Jogging, Radfahren, Wandern, Walking, Schwimmen, Skilanglauf und er belegt, dass diese Ausdauersportarten individuell dosiert im Rahmen der Therapie des arteriellen Blutdrucks folgendes bewirken:

- Senkung des Blutdrucks in der Ruhe und Belastung
- nebenwirkungsfrei
- kostengünstig
- Verhinderung (günstiger Einfluss) von anderen Risikofaktoren (Herzinfarkt, Schlaganfall, Arteriosklerose)

Er stellt aber auch kritisch fest, dass diese Bewegung immer noch zu wenig zur Behandlung von Patienten mit hohem Blutdruck genutzt wird.

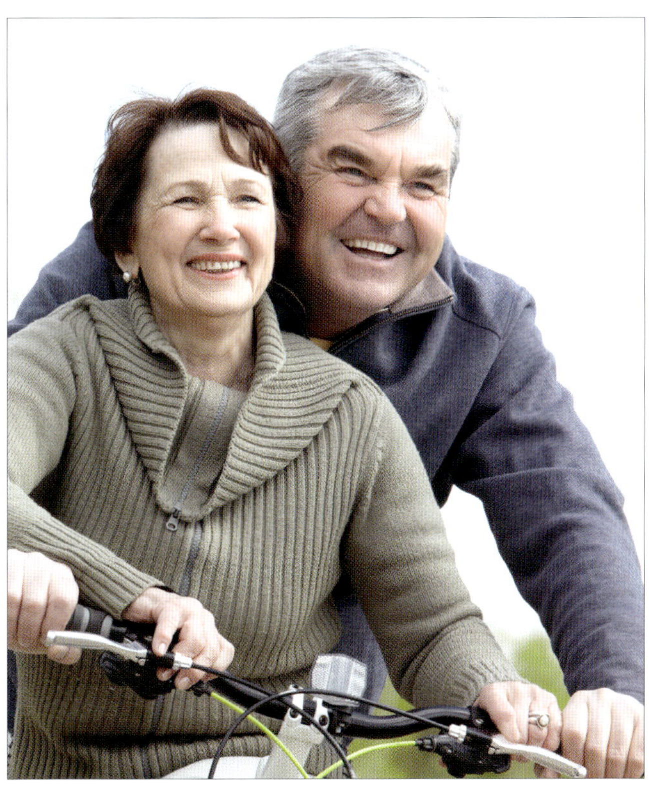

Abbildung 62: Radfahren in Wald und Feld sorgt für eine gute Herz-Kreislaufregulation [Shutterstock]

Über ähnliche Erfolge mit sportlicher Betätigung bei hohem Blutdruck berichtet auch Prof. Dr. Hans-Georg Predel, Köln im Management Hypertonie Journal by Fax 5/13, 2005 und im Med Report 31/41, 2007. Er führt folgende Kriterien als Zeichen einer Wirkung und Effektivität der Ausdauerbewegung an:

- Verbesserung der Blutgefäßwandelastizität
- Steigerung der Insulinsensitivität der arbeitenden Skelettmuskulatur und somit ein Entgegenwirken gegen die Entstehung eines Diabetes mellitus
- Verschiebung des Gleichgewichts des vegetativen Nervensystems zum parasympathischen Tonus
- Antiblutgerinnungseffekt
- Gewichtsreduktion
- Kochsalzverlust durch Schweißabsonderung

Prof. Dr. Predel empfiehlt ebenfalls Ausdauersportarten und Mannschaftssportarten mit geringer Belastungsintensität, z. B. Volleyball, Fußball, Tennis.

Schließlich möchten wir noch Prof. Dr. Reiners von der Zentralklinik Bad Berka erwähnen, der im Deutschen Ärzteblatt 06/44 2009 Bewegung zur Prophylaxe von Schlaganfällen fordert und diese Forderung gut wissenschaftlich belegt. Wir können uns mit unseren Erfahrungen diesen Beispielergebnissen anschließen und möchten noch darauf hinweisen, dass regelmäßige Bewegung auch die Neubildung von Nervenzellen im Gehirn bis ins hohe Alter bewirkt [Rüegg 2011].

Gesunde Ernährung

Kleine Portionen, Gemüse, Obst, wenig Fleisch. Die Nahrungseinnahme auf 2-3 Tagesmahlzeiten reduzieren, z. B. auf Abendmalzeit verzichten. Wer sich außerdem noch regelmäßig bewegt, senkt sein Übergewicht und seinen Blutdruck oder braucht bei Normalgewicht keine Hypertonie zu befürchten.

Verzicht auf Alkohol und Rauchen, auch wenn es schwer fällt

Wenn es Ihnen sehr schwer fällt zu verzichten, dann sind Sie vielleicht schon süchtig und sollten unbedingt eine Entziehungskur ins Auge fassen. Die Raucher sollten auch auf andere Rücksicht nehmen. Die „vergewaltigten Mitraucher" sind gewöhnlich mehr gefährdet als die Raucher selbst. In den Familien, in denen geraucht wird, sollte man an den Schutz der Kinder denken. Der Qualm einer jeden Zigarette erhöht den Blutdruck. Auf diese Weise kann bei Dauerrauchern und bei den ungewollten Mitrauchern ein Hypertonie-Gedächtnis ausgebildet werden.

Regelmäßigkeit im Lebensstil entspricht unseren natürlichen Rhythmen und der inneren Uhr

Verstöße gegen die innere Uhr bringen Chaos und lassen den Blutdruck ansteigen. Dies kann jeder beim Überfliegen von mehreren Zeitzonen, z. B. von Frankfurt/Main nach New York an sich selbst beobachten.

Unregelmäßiger Lebensstil mit Unregelmäßigkeiten im Schlaf-Wach-Rhythmus führt zu Schlafstörungen. Merken Sie sich bitte: Schlafstörungen sind ein starker Stressor und erhöhen den Blutdruck. Schlaftabletten erzeugen keinen natürlichen Schlaf und machen in kurzer Zeit der Einnahme süchtig (> 2-4 Wochen, täglich). Ein guter natürlicher, erholsamer Schlaf stärkt auch das Immunsystem.

Vermeiden Sie Stimulanzien

Z. B. Neurodopingmittel und auch Kaffee. Sie erhöhen den Blutdruck und steigern die Leistung nur für kurze Zeit, keinesfalls dauerhaft.

Geben Sie der Liebe in Ihrem Leben den ihr gebührenden Platz

Die Liebe unter den Menschen schafft inneren Frieden und Kohärenz. Aristoteles schrieb: Wenn die Liebe unter allen Menschen herrschen würde, könnten alle Gesetze außer Kraft gesetzt werden.

Lassen Sie auch in Ihren Partnerschaften die Liebe in den Vordergrund treten. Streicheln stimuliert z. B. das Oxitocin, welches das Wohlseingefühl, das Glücksgefühl, das Friedensgefühl und Ausgeglichenheit hervorruft. Merken Sie sich bitte: Wenn ein Partner zum Streiten ansetzt, sollte der andere anstatt gegen zu streiten den Partner streicheln und schon ist die friedliche Atmosphäre geschaffen. Denken Sie bei der Liebe auch an sich selbst. Selbstliebe tut auch gut.

Psychosoziale Gesundheit am Arbeitsplatz

In den Unternehmen, Behörden, Institutionen u. a. sollte erkannt werden, dass die psychosoziale Gesundheit der Angestellten und Arbeiter nicht nur deren Kohärenz fördert, sondern zu einer wirtschaftlichen Macht werden kann. Das bedeutet, an den Arbeitsplätzen statt Stress, Leistungsdruck, Hektik, Mobbing und Arbeitsplatz-Hypertonie ein optimal friedliches Nebeneinander ohne Hierarchien schaffen. Wer mehr davon wissen möchte, dem empfehle ich das Buch von Leo A. Nefiodow: Der sechste Kondratieff – Wege zur Produktivität und Vollbeschäftigung im Zeitalter der Information. Rhein Sieg Verlag, 1991. Wie aus einer Mitteilung des Deutschen Ärzteblatts 106/13, 2009 hervorgeht, ist die Arbeitsunfähigkeit durch psychische Störungen (Angst, Depression) von 100 % 1995 auf 180 % 2008 gestiegen. 2002 betrugen die dadurch entstandenen ökonomischen Verluste 23,4 Milliarden Euro. 2006 waren es bereits 26,7 Milliarden Euro.

Die Beziehungen zwischen psychischen Belastungen und Störungen einerseits und Arbeitsplatzhypertonie andererseits belegen die Autoren Schrader und Mitarbeiter in ihrem Buch „Arbeit, Stress und Hypertonie“ mit zahlreichen Beispielen. Aber nicht nur sie haben solche Erkenntnisse gewonnen, sondern noch viele andere Ärzte.

Blutdrucksenkung durch Asklepioskur

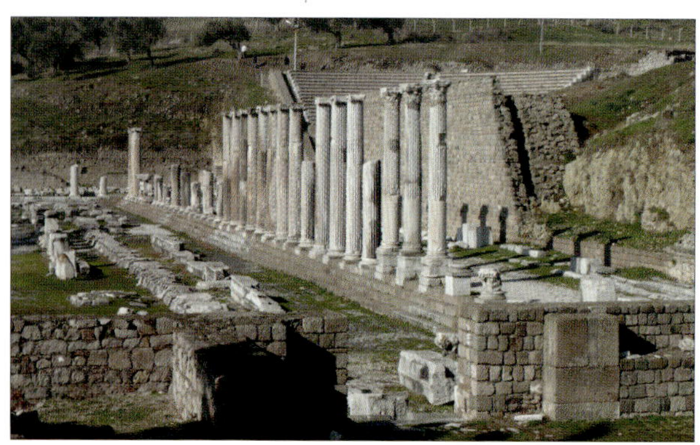

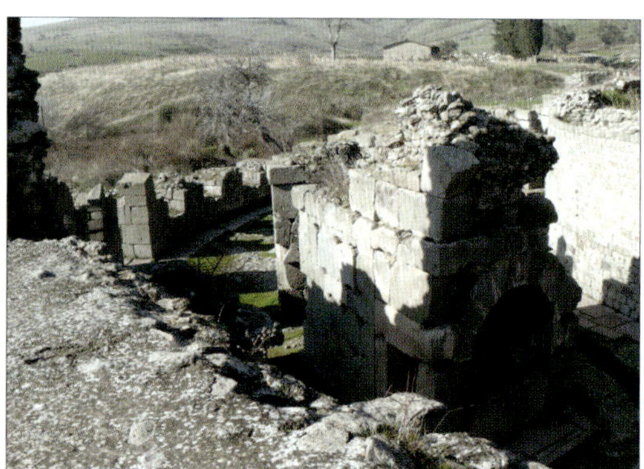

Abbildung 63: Asklepieion. Das Theater und die Säulen der Nordstoa. Das Theater diente der Musiktherapie und der Stimulation positiver Emotionen. (Hartmut Grimm)

Abbildung 64 (oben rechts): Im Kurhaus wurden Bäder genommen und Schlaftherapien durchgeführt (Hartmut Grimm)

Nachfolgend möchten wir über fünfjährige Erfahrungen berichten, die zeigen, dass mit gesunder Lebensweise und Blutdruckentspannungstest (BET) der Blutdruck dauerhaft gesenkt werden kann. Diese **gesunde Lebensweise wurde in einer naturheilkundlich orientierten, nicht medikamentösen Asklepioskur** (nach und mit Prof. Dr. Hecht) im Kurzentrum NaturMed Davutlar, Westtürkei erlernt. Das Programm der Asklepioskur hat zur Grundlage Erkenntnisse der Antike und Erkenntnisse der Weltraumedizin.

Asklepieion in Bergama (Pergamon), Westtürkei war ein Gesundheitszentrum, aber kein Krankenhaus

Das Sterben war in Asklepieion verboten. An der Eingangstafel war zu lesen „Im Namen der Götter, es ist verboten den Tod zum heiligen Ort zu bringen".

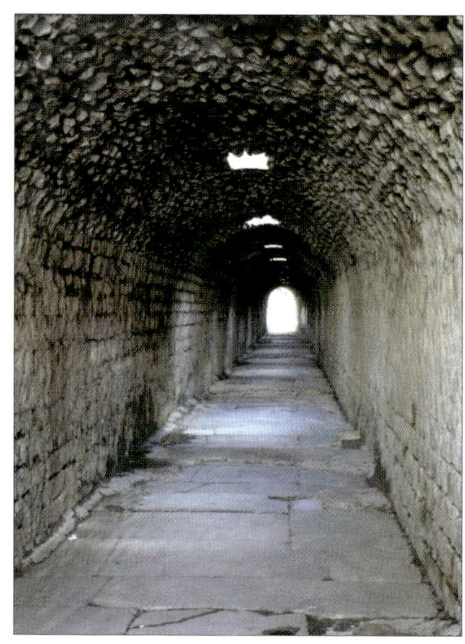

Abbildung 65: Kryptokorpus (der heilige Durchgang). Durch diesen gingen die Patienten. Von Oben wurden sie mit Luft beströmt. Außerdem flüsterten Mönche: „Ihr werdet gesund, ihr werdet gesund." (Hartmut Grimm)

Ablauf und Ergebnisse der Aklepioskur

Die Asklepioskur in NaturMed, Davutlar besteht aus einem chronobiologisch streng orientierten Tagesprogramm, das sich täglich wiederholt. Um das Gleichgewicht der beiden steuernden Faktoren des vegetativen Nervensystems, Sympathikus und Parasympathikus, ins Gleichgewicht zu bringen, wurden die Elemente des Tagesprogramms so angelegt, dass im Wesentlichen ein Wechsel zwischen beiden stattfand.

Das geschah in folgender Reihenfolge:

- **Parasympathikotonus:**
  Schlaf von 22:00-06:00 Uhr:
  Sanfter Übergang vom Parasympathikotonus zum Sympathikotonus
  6:15-6:30 Uhr leichte Dehngymnastik
- **Sympathikotonus:**
  1 ½ Stunden Bergwanderungen oder Wanderung am Strand des Ägäischen Meers.
- **Parasympathikotonus:**
  ca. 45 Min.
  Thermalwasserbaden zur Auflockerung der Muskeln.
  Zwischendurch kurze Abkühlung im Kaltwasser-Mineralwasserbecken (kurze Sympathikotonus-Stimulierung).
- **Parasympathikotonus:**
  10-12 Min.
  Mental gesteuerte rhythmische Atmung wie bei Blutdruckentspannungstest
  Diese Atemgymnastik wird beendet durch das gemeinsame Sprechen:
  „Ich bin gesund, ich bin glücklich, ich bin stark, ich bin jung, ich bin schön.“
  (Analog zum Asklepieion in Pergamon)
- **Sympathikus-Paraympathikus-Tonuswechsel:**
  Nach dem Frühstück erfolgen physio- und hydrotherapeutische Applikationen und Blutdruckentspannungstests
- **Parasympathikotonus:**
  Nach dem Mittagessen ein gemeinsamer Minischlaf von 10-15 Minuten.
- **Sympathikotonus** (dominierend):
  Nachmittag physio- und hydrotherapeutische Applikationen. Manchmal auch Belastungstraining.
- **Parasympathikus dominierend:**
  Wassergymnastik im Thermalwasserbecken.
- **Sympathikotonus stimulierend:**
  Gesundheitsseminare täglich (auch samstags und sonntags)

Nach dem Abendessen wird mit Kulturprogrammen ein ausklingender Sympathikotonus mit sanfter Überführung in einen Parasympathikus gepflegt, wodurch eine Voraussetzung für einen guten Schlaf geschaffen wird.

Außerdem werden SiO_2-reiches Mineralwasser (SiO_2 = Siliziumdioxid oder Kieselsäure), SiO_2-reicher Schachtelhalmtee und SiO_2-reicher Klinoptilolith-Zeolith innerlich und äußerlich appliziert (siehe Hecht und Hecht-Savoley: Naturmineralien, Regulation, Gesundheit [2007], sowie Hecht und Hecht-Savoley: Klinoptilolith-Zeolith Siliziummineralien und Gesundheit [2011]).

Abbildung 66:
Morgengymnastik
[Foto Hadamschek]

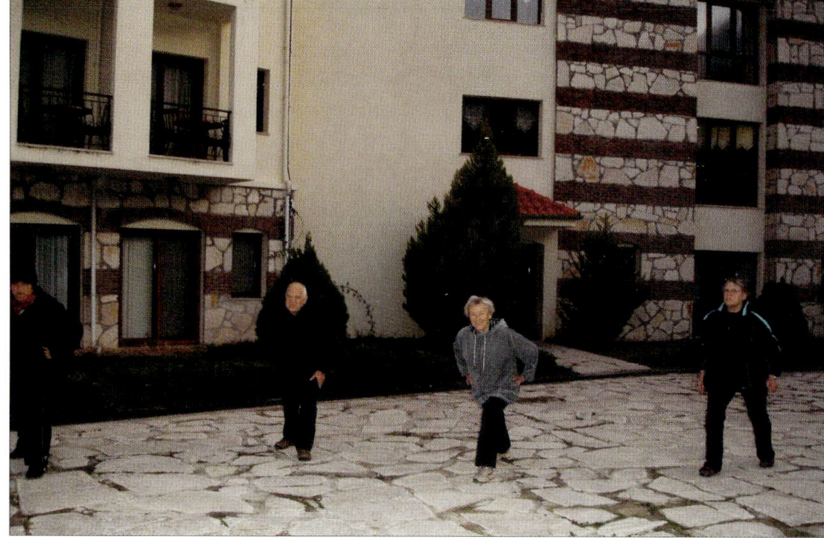

Abbildung 67:
Morgenwanderung in den Bergen
[Archiv Hecht]

Abbildung 68:
Strandwanderung am Ägäischen Meer
[Archiv Hecht]

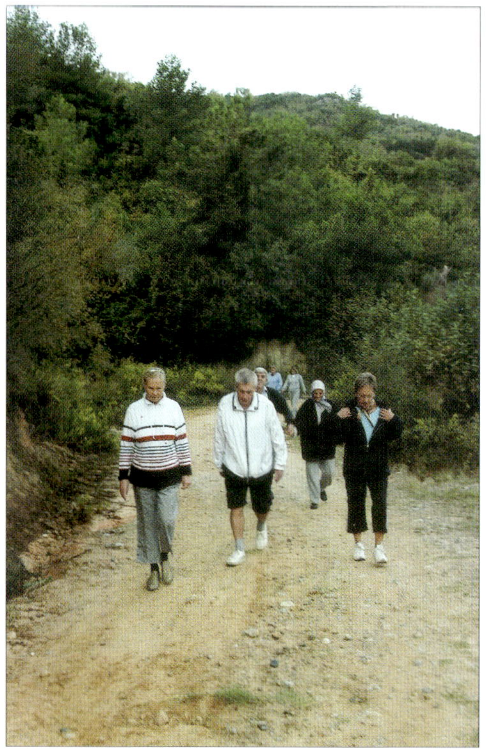

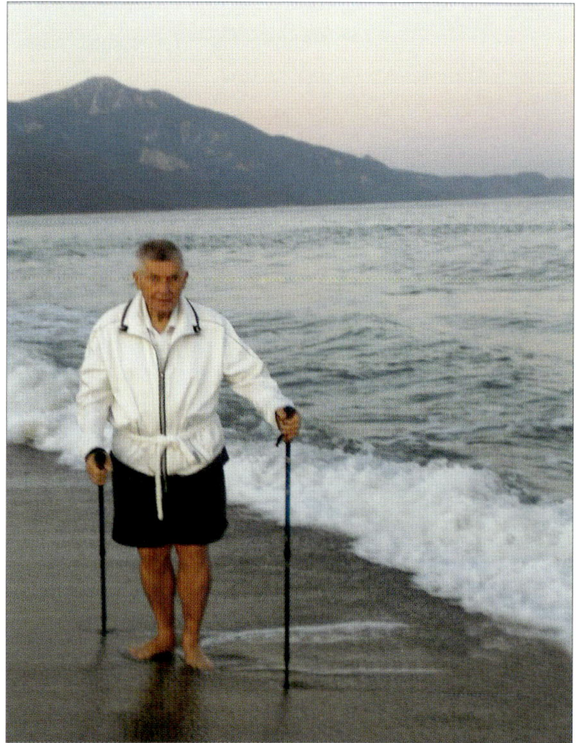

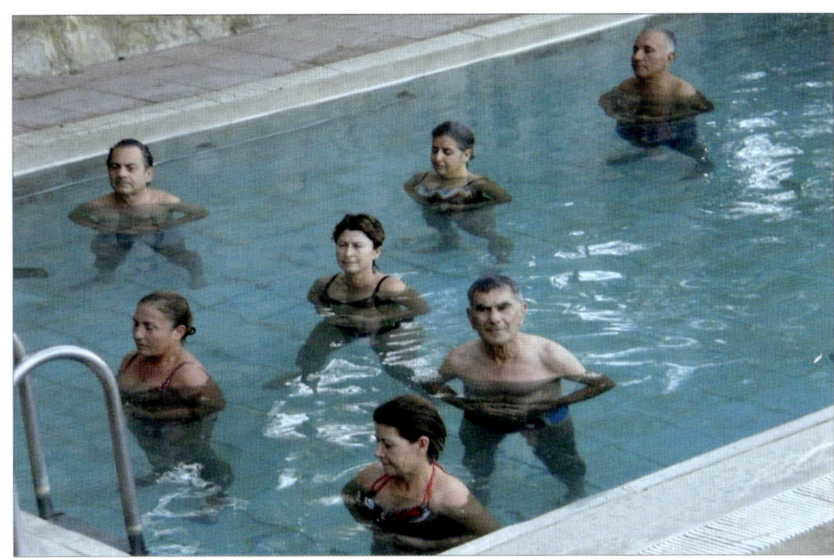

Abbildung 69:
Thermalwasserbaden
[Archiv Hecht]

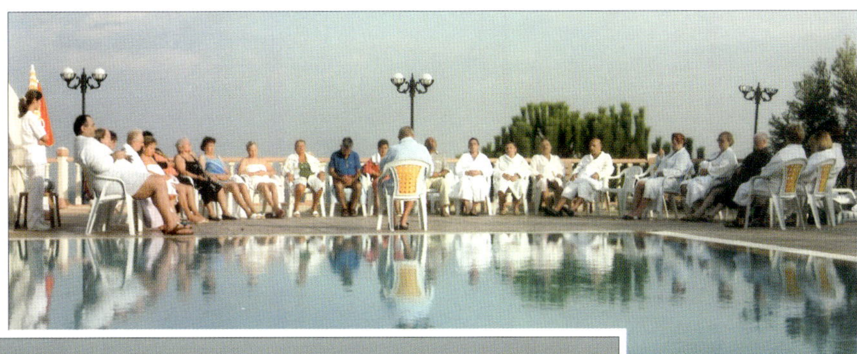

Abbildung 70 (2):
Rhythmische Atemgymnastik am Morgen mit abschließender Imagination:
„Ich bin gesund, ich bin glücklich, ich bin stark, ich bin jung, ich bin schön."
[Archiv Hecht]

Abbildung 71:
Das Frühstück soll immer so aussehen
[Shutetrstock]

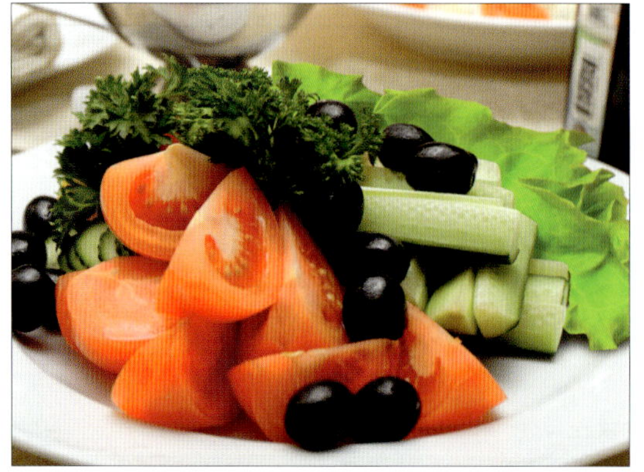

Abbildung 72:
Die Pneumatische Pulsierende Therapie (PPT) bringt die Kapillaren in Schwung
[Archiv Hecht]

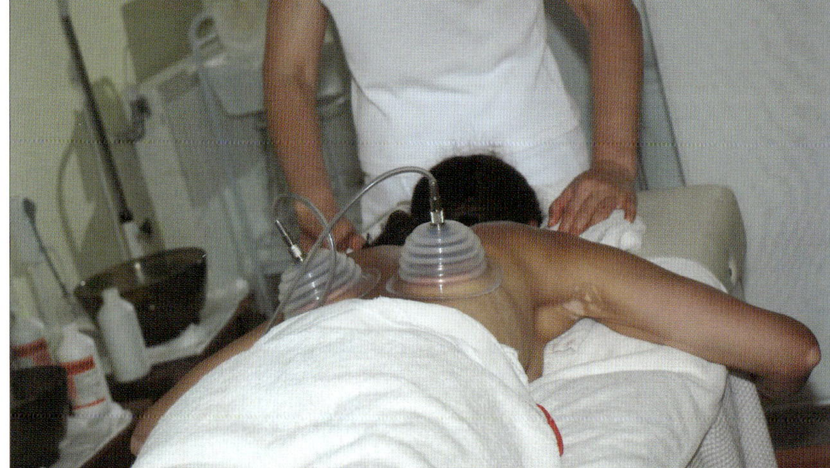

unten:
Abbildung 73:
Das Türkische Bad Hamam stimuliert den Blutkreislauf und stärkt die Seele und den Geist
[Archiv Hecht]

Abbildung 74:
Der Chefkoch empfiehlt vegetarische Kost
[Foto Hadamschek]

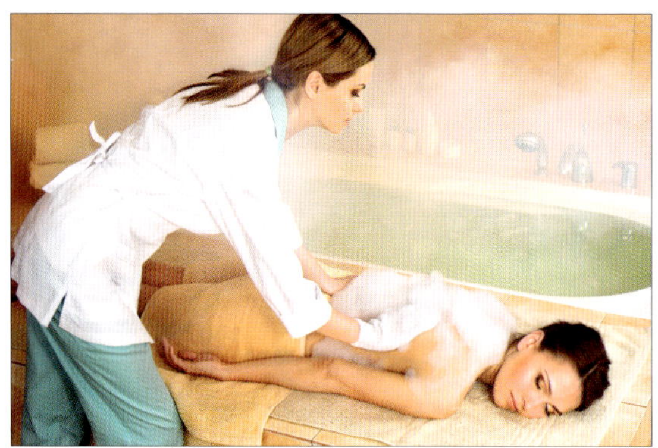

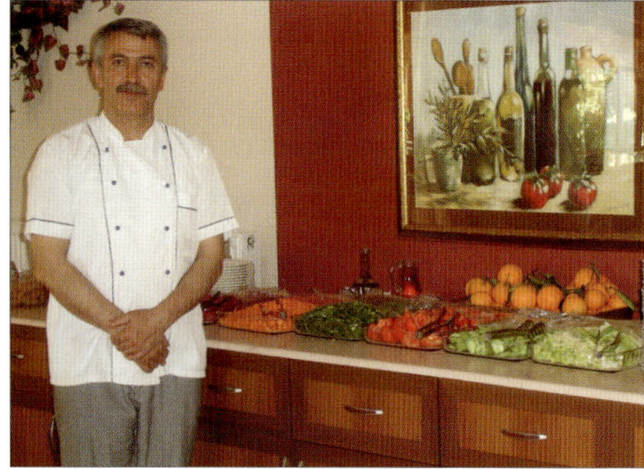

Abbildung 75:
Erlernen des Minischlafs nach dem Mittagessen unter Anleitung von Prof. Hecht
(Archiv Hecht)

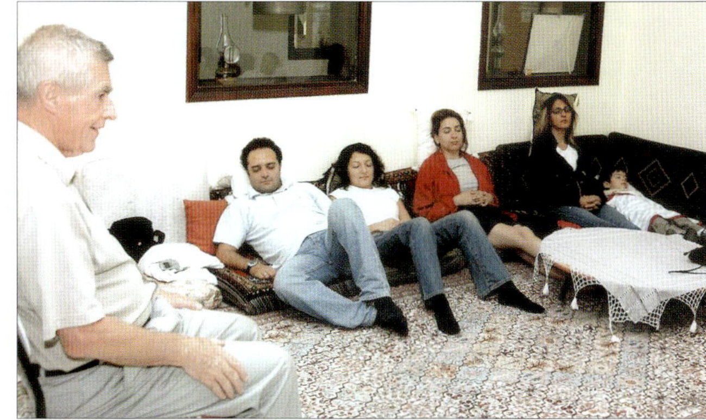

Abbildung 76:
Belastungs-Gymnastik wohldosiert bringt Freude und macht gesund
(Archiv Hecht)

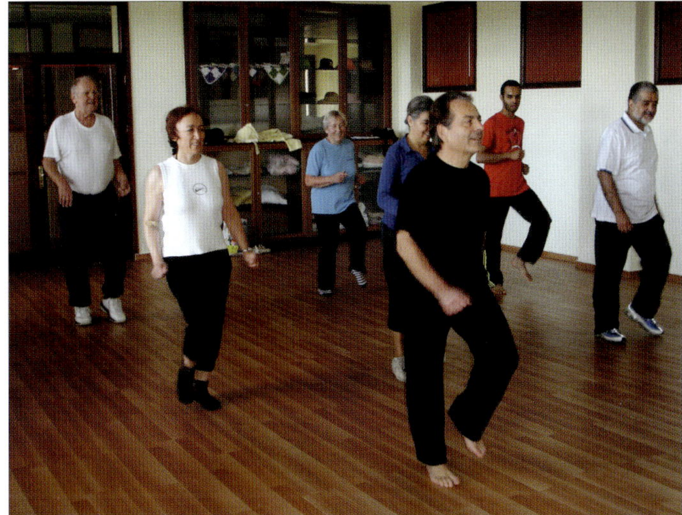

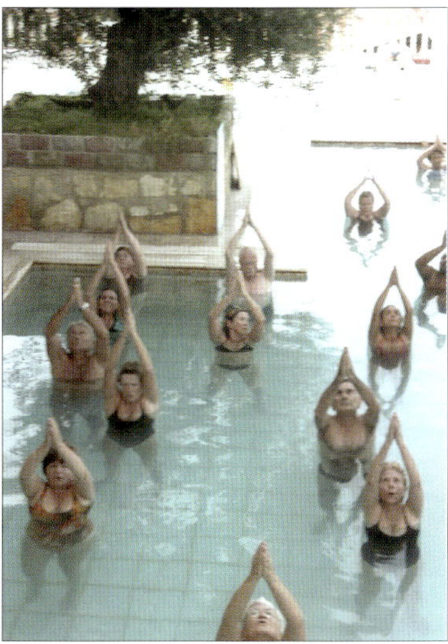

Abbildung 77:
Wassergymnastik am Nachmittag
(Archiv Hecht)

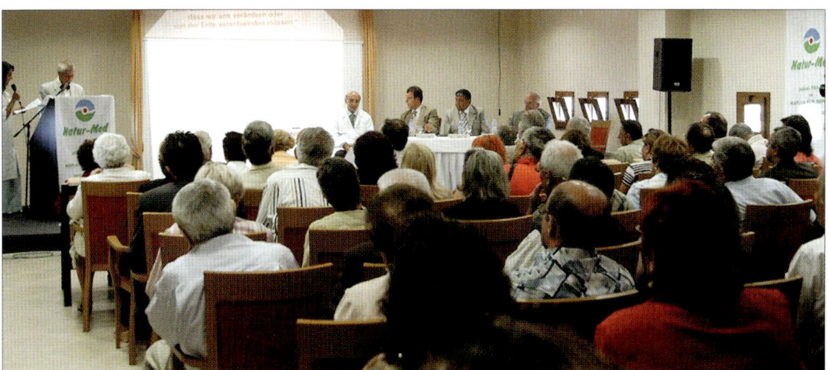

Abbildung 78:
Gesundheitsseminar
(Archiv Hecht)

So sah der zeitliche Ablauf des Tagesprogramms der Asklepioskur aus

Uhrzeit	Programmpunkt
06:00	Aufstehen
06:15	Morgengymnastik
07:30 – 08:00	Geführte Morgenwanderung in die Berge oder Strandwanderung am Ägäischen Meer
08:00 – 08:45	Entspannen im Thermalpool und Kaltmineralwasserpool
08:45 – 09:00	Rhythmische Atemübungen in frischer Luft
09:00 – 10:00	Frühstück
10:00 – 13:00	individuelle Diagnostik (Blutdruck-Entspannungs-Test) und Anwendungen (z. B. Ganz- bzw. Teilkörpermassagen, Matrix-Rhythmustherapie, manuelle Therapie, Akupunktur, Ozon- und Infrarottherapie, Kolonhydrotherapie, Türkisches Hamam, Blutdruckentspannungstest
13:00 – 14:00	Mittagessen im Freien auf der Laubenterrasse (April – Oktober)
14:00 – 14:20	gemeinsamer Minischlaf – Erlernen des Minischlafs
14:30 – 18:00	individuelle Freizeit oder individuelle Therapien (auch Belastungsgymnastik)
15:00 – 16:00	nach Bedarf gemeinsame Auswertung der erreichten Ergebnisse (Schlafgüte, Blutdruck, Relaxation)
16:00 – 16:45	Wassergymnastik im Thermalpool
17:30 – 19:00	Seminare und Gesundheitsschulung, Vorträge von und mit Prof. Dr. Karl Hecht
19:00 – 20:00	Abendessen in der Laubenterrasse
20:00 – 22:00	Freie Zeit zur persönlichen Verfügung oder von den Kurteilnehmern selbstorganisierte Veranstaltungen mit Folklorecharakter
22:00	Nachtruhe

Untersuchung (Aufzeichnung) des Schlafprofils mit dem automatischen ambulanten elektrophysiologischen Schlafanalysator (AAESA)

Die Ernährung erfolgte vorwiegend vegetarisch. Fisch und Fleisch je 1x wöchentlich. Die Patienten erhielten ausgeprägt freundliche Zuwendung seitens der Ärzte und des Personals.

Nachfolgend einige Therapieergebnisse von Patienten mit arterieller Hypertonie:

Beispiele der Blutdrucksenkung durch Asklepioskur und mittels Blutdruckentspannungstest:

Einzelpersonen

1. 73 Jahre alter Patient. Er bekam ca. zwei Jahre lang täglich ein Antihypertensivum (Betablocker).
   Aufnahmewert (mit Medikamenten):
   RR Ausgangswert 208/113 mmHg
   RR Entspannungswert 181/100 mmHg
   Am 14. Tag der Kur:
   RR Ausgangswert 155/83 mmHg
   RR Entspannungswert 122/77 mmHg
   Gut leistungsfähig, 2x täglich 1 ½ Stunden Bergwanderung, guter Schlaf, 4 kg Gewichtsabnahme. (Leider hatte der Patient nur eine 2-Wochen-Kur zur Verfügung.)

2. 60 Jahre alte Patientin, Adipositas, Depression, Kopfschmerzen. Seit mehr als zehn Jahren hat sie einen Hypertonus. In dieser Zeit Anwendung verschiedener Antihypertensiva und Antidepressiva. Keine Senkung des Blutdrucks.
   Aufnahmewert (mit Medikamenten):
   RR Ausgangswert 172/85 mmHg
   RR Entspannungswert 152/80 mmHg
   Entlassungswert nach 12 Tagen Kur:
   RR Ausgangswert 148/80 mmHg
   RR Entspannungswert 121/74 mmHg
   (12 Tage ohne Medikamente)
   Gut leistungsfähig, täglich 1-2 Stunden Bergwanderung, guter Schlaf, 4 kg Gewichtsabnahme.

3. 58 Jahre, weiblich, adipös, ca. 20 Jahre hoher Blutdruck, Kopfschmerzen. Therapie mit verschiedenen Antihypertensiva, die keine Veränderung der Symptomatik bewirkten. Ihr war von den behandelnden Ärzten suggeriert worden, dass sie lebenslang mit Antihypertensiva behandelt werden müsse, um Herzinfarkt und Schlaganfall zu vermeiden. Sie stimmte erst nach einem längeren Gespräch dem Absetzen aller Medikamente zu.
   Aufnahmewert (mit Medikamenten):
   RR Ausgangswert 165/81 mmHg
   RR Entspannungswert 120/70 mmHg
   Entlassungswert nach 14 Tagen Kur:
   RR Ausgangswert 121/70 mmHg
   RR Entspannungswert 101/69 mmHg
   (14 Tage ohne Medikamente)
   Gut leistungsfähig, täglich 1 ½ Stunden Bergwanderung, guter Schlaf, 3 kg Gewichtsabnahme.

4. Die Patientin befand sich im Zustand eines multimorbide Burn-Out-Syndroms, sie erhielt seit ca. einem Jahr fünf verschiedene Medikamente. Täglich ein Antidepressivum, zwei Antihypertensiva, ein Schmerzmittel und ein Schlafmittel.
   Aufnahmewert (mit Medikamenten):
   RR Ausgangswert 148/70 mmHg
   RR Entspannungswert 121/64 mmHg
   Danach absetzen aller Medikamente.
   Entlassungswert nach 12 Tagen Kur:
   RR Ausgangswert 122/62 mmHg
   RR Entspannungswert 104/60 mmHg
   Leistungsfähig, täglich 4-8 km Wanderung, guter Schlaf.

5. 66-jähriger Patient, seit ca. 20 Jahren 2-4 Antihypertensiva täglich. Er kam in stark erschöpftem Zustand zur Aufnahme in das Kurzentrum.
   Aufnahmewert (mit Medikamenten):
   RR Ausgangswert 193/96 mmHg
   RR Entspannungswert 152/90 mmHg
   Danach Absetzen der Antihypertensiva.
   Entlassungswert nach 18 Tagen Kur:
   RR Ausgangswert 126/81 mmHg
   RR Entspannungswert 114/72 mmHg
   Wieder Vorstellung nach **11 Monaten** (medikamentfrei, gesunde Lebensweise):
   RR Ausgangswert 124/79 mmHg
   RR Entspannungswert 112/70 mmHg
   Wieder Vorstellung nach **25 Monaten** (medikamentfrei, gesunde Lebensweise):
   RR Ausgangswert 121/76 mmHg
   RR Entspannungswert 110/68 mmHg

Diese Beispiele könnten beliebig fortgesetzt werden.

Gruppenergebnis einer Kur:

Messung		Systole mmHg	Diastole mmHg	Puls/Min mmHg
1. Kurtag (vor dem Absetzen der Medikation)	Ausgangswert Relaxationswert	145±18 119±13	77±9 69±9	70±13 67±12
3. Kurtag (2 Tage nach Absetzen der Medikation)	Ausgangswert Relaxationswert	146±13 121±11	77±9 71±9	73± 8 67± 7
20. Kurtag (Kurende)	Ausgangswert Relaxationswert	129±10 108± 9	73±8 67±7	66±10 62±10

Tabelle 19: Gruppe von 30 Patienten im Alter von 42-76 Jahren;
4-6 Jahre Vorbehandlung mit 2-4 Antihypertensiva täglich; Mittelwerte des Blutdruckentspannungstests

Blutdrucksenkung bei älteren Patienten mit isolierter systolischer Hypertonie (ISH) mittels Blutdruckentspannungstest (BET) und Asklepioskur

Die ISH ist ausgewiesen mit einem systolischen Blutdruck >140 mmHg und einem normalen diastolischen Blutdruck. Sie soll vorwiegend bei älteren Menschen vorkommen. Es wurden Befundanalysen von 601 Patienten, davon 273 Frauen (45,4 %) und 328 Männern (54,6 %), des Kurzentrums NaturMed Davutlar, vorgenommen. In diese Ergebnisanalyse wurden alle Patienten der Jahre 2004-2006 einbezogen, die als Ausgangswert einen systolischen Blutdruck ≥ 140 mmHg auswiesen. Der erhöhte Blutdruck bestand bei diesen Patienten nach deren Aussage seit 1 bis 12 Jahren. Alle Patienten erhielten zuvor temporär oder permanent mehrere Antihypertensiva appliziert, deren Therapieeffektivität für sie unbefriedigend war. Es handelt sich vorwiegend um türkische, wie auch einige deutsche und westeuropäische Patienten. Das Durchschnittsalter betrug 64 ± 9,2 Jahre.

Zu Kurbeginn wurde die bisherige medikamentöse antihypertensive Behandlung beendet und durch ein täglich sich wiederholendes, naturheilmedizinisch ausgerichtetes chronopsychophysiolosches Kurprogramm ersetzt. Zur Vermeidung von Abstinenzsymptomen wurden täglich 0,5 g Glyzin sublingual appliziert [Hecht 2010b]. Der Blutdruckentspannungstest wurde zu Beginn der Kur (Tag 2-4) unmittelbar nach Absetzen der medikamentösen Therapie und in weiteren 6 Tagen durchgeführt.

Die Gesamtübersicht zeigt als wesentliches Ergebnis, dass

1. bei der untersuchten Gruppe (n=601) mit einem mittleren Alter von 64,9 Jahren ein mittlerer Ausgangswert des systolischen Blutdruckes von 157,9 mmHg (Stufe 1) vorliegt, der während des BET in Mittel um 26,1 mmHg (p<0,001) in den „hoch Normalbereich" gesenkt werden kann.
2. der diastolische Blutdruck mit einem mittleren Ausgangswert von 81,1 mmHg, der im hoch Normalbereich liegt, um 5,8 mmHg (p<0,001) gesenkt werden kann.
3. die relativ hohe Amplitude (alterstypisch), d. h. die Differenz zwischen systolischen und diastolischen Blutdruck, um 20,3 mmHg verringert wurde.
4. die Pulsfrequenz nur geringe Differenzen zwischen Ausgangswert und Relaxationswert zeigt, wobei Mittelwerte von 75,7/min bzw. 73,6/min registriert worden sind.

Parameter	Mittelwert mmHg
Syst. A	**157,9 ± 14,5**
Syst. R	**131,8 ± 15,2**
Diff. Syst. A/R	**26,1**
diast A.	**81,1 ± 11,2**
diast. R.	**75,3 ± 11,0**
Diff. diast A/R	**5,8**
Puls A.	**75,7 ± 12,2**
Puls R.	**73,6 ± 11,8**
Diff. Puls A/R	**2,1**
ampl. A (Pulsdruck)	**76,7**
ampl. R (Pulsdruck)	**56,5**
Diff. ampl. A/R	**20,3**

Tabelle 20: Deskriptive Statistik.
Übersicht über die Daten der gesamten Gruppe (n=601).
Erklärung der Abkürzungen:
A= Ausgangswert,
R = Relaxationswert,
sys = Systolischer Blutdruck,
dias = diastolischer Blutdruck,
ampl. = Amplitude Syst./diast.,
diff = Differenz A:R,
min = niedrigster Wert,
max. = höchster Wert

Differenzierte Analyse zur Verteilung der Höhe des systolischen Blutdruckes in 10 mmHg-Klassen

Die Tabelle 21 veranschaulicht folgende wesentliche Ergebnisse:

1. Die Ausgangswerte des systolischen Blutdruckes befinden sich zu 100 % in hypertonen Stufenbereichen. Bezogen auf die Hypertoniestufen definiert, ergibt sich für die drei Hypertoniestufen folgende Verteilung: 1) 140-159 mmHg (65 %); 2) 160-179 mmHg (27,1 %); 3) > 180 mmHg (7,8 %).
2. Die Relaxation während des BET bewirkt, dass von den 601 untersuchten Patienten 77,4 % den systolischen Normotonbereich, der die Stufen optimal, normal und hoch normal umfasst, erreichen.
3. Bei 22,6 % lag der Relaxationswert des systolischen Blutdruckes im hypertonen Bereich, vorwiegend im 1. Stufenbereich.

Häufigkeitsverteilungen systolischer Blutdruck				
	Ausgangswert		Relaxationswert	
mmHg	Häufigkeit	Prozent	Häufigkeit	Prozent
91 – 100			6	1,0
101 – 110			20	3,3
111 – 120			103	17,1
121 – 130			195	32,4
131 – 140			141	23,4
141 – 150	236	39,3	68	11,3
151 – 160	154	25,6	45	7,5
161 – 170	107	17,8	14	2,3
171 – 180	56	9,3	2	0,3
181 – 190	23	3,8	4	0,7
191 – 200	11	1,8	2	0,3
201 – 210	8	1,3		
211 – 220	1	0,2	1	0,2
221 – 230	1	0,2		
231 – 240	1	0,2		
Gesamt	**601**	**100,0**	**601**	**100,0**

Tabelle 21: Verteilung der systolischen Blutdruckwerte als Ausgangs- und Relaxationswert nach 10er mmHg-Klassen in Häufigkeit und Prozent

Differenzierte Analyse zur Verteilung der Höhe des diastolischen Blutdrucks (Ausgangswert und Relaxationswert) nach 10er mmHg-Klassen in Häufigkeit und Prozent

Die Tabelle 22 präsentiert Ergebnisse, die wie folgt zusammengefasst sind:

1. 80,5 % der 601 untersuchten Patienten zeigen im Ausgangswert des diastolischen Blutdruckes Daten, die < 90 mmHg sind. 19,5 % dieser Gruppe haben einen diastolischen Blutdruckwert ≥ 90 mmHg.

2. Die Relaxation während des BET bewirkt, dass 91,8 % der untersuchten Gruppe diastolische Blutdruckwerte < 90 mmHg zu verzeichnen haben. 8,2 % der diastolischen Blutdruckwerte verblieben im hypertonen Bereich (≥ 90 mmHg).

Häufigkeitsverteilungen diastolischer Blutdruck				
	Ausgangswert		Relaxationswert	
mmHg	Häufigkeit	Prozent	Häufigkeit	Prozent
41 – 50	2	0,3	6	1,0
51 – 60	21	3,5	50	8,3
61 – 70	83	13,8	146	24,3
71 – 80	180	30,0	208	34,6
81 – 90	198	32,9	142	23,6
91 – 100	97	16,1	43	7,2
101 – 110	16	2,7	5	0,8
111 – 120	3	0,5	1	0,2
121 – 130	0	0,0		
131 – 140	1	0,2		
Gesamt	**601**	**100,0**	**601**	**100,0**

Tabelle 22: Verteilung der diastolischen Blutdruckwerte als Ausgangs und Relaxationswert nach 10er mmHg Klassen in Häufigkeit und Prozent

Des Weiteren werden auch die Intensitäten der Senkung des systolischen und diastolischen Blutdruckes geprüft

Diese Analyse sollte ergründen welche Senkungsintensität mittels der Relaxation während des BET möglich ist und welche Häufigkeiten vorkommen.

Die Häufigkeitsverteilungen der möglichen Senkung des Blutdruckes mittels der Relaxation während des BET gestattet die Aussage, dass:

- **84,2 % von 601** Patienten in der Lage waren den systolischen Blutdruck um **16-45 mmHg** zu senken.
  0,8 % konnten den systolischen Blutdruck **nicht senken** und
  14,9 % wiesen eine **geringe Senkung** aus (< 15 mmHg).
- **49,0** % von 601 Patienten vermochten den diastolischen Blutdruck um **5-35 mmHg** zu senken.
  16,8 % konnten den diastolischen Blutdruck **nicht senken** und
  34,2 % waren zu einer **geringen Senkung** in der Lage (1-5 mmHg). Dabei ist zu berücksichtigen, dass sich der diastolische Blutdruck wie bei jeder ISH im Normbereich befand.

Diese Ergebnisse zeigen:

1. Bei Patienten jenseits des 55. bis 60. Lebensjahrs tritt die isolierte systolische Hypertonie gehäuft auf. Dabei ist der diastolische Blutdruck sehr niedrig und somit die Amplitude (auch als Pulsdruck bezeichnet) zwischen systolischem und diastolischem Blutdruck sehr hoch.
2. Es war möglich, mit dem Blutdruckentspannungstest bei **84,2 % den systolischen Blutdruck** bis **16 um 45 mmHg** zu senken. Nur **0,8** % vermöchten den Blutdruck **nicht zu senken** und **14,9%** erreichten eine **geringere** Senkung als 16 mmHg.
3. Wenn die isolierte systolische Hypertonie, wie es die Experten behaupten, auf eine Versteifung der Blutgefäßwände zurückzuführen wäre, hätten nach unseren Ergebnissen **nicht 84,2** % mittels BET den Blutdruck so intensiv senken können, was kein Medikament vermag.
4. Nach dem bekannten Kardiologen der Berliner Charité, Prof. Dr. Scholz, soll die isolierte systolische Hypertonie nur sehr schwer medikamentös zu beeinflussen sein. Andere Experten sind der Auffassung, dass es bisher keine Medikamente gibt, die die isolierte systolische Hypertonie beeinflussen könnten.
5. Wenn das so ist und wir bei **84,2** % von 601 Patienten den Blutdruck **mittels Blutdruckentspannungstest,** also durch Relaxation, **erheblich senken** konnten, dann sollten psychonervale Faktoren bei der isolierten systolischen Hypertonie eine wichtige Rolle spielen.
6. Mindestens sechs Kontroll-BET während einer 12-21-tägigen Asklepioskur zeigten, dass von ca. 85 % von 601 Patienten durch täglich mental gesteuerte rhythmische Atmung ihr Blutdruck im normotonen Bereich gehalten werden konnte.

Isolierte systolische arterielle Hypertonie (ISH) ist ein eigenständiges Krankheitsbild

Menschen jenseits des 60. Lebensjahres (auch bei denen, die bisher keine psychischen Störungen auswiesen und weniger Dysstress ausgesetzt waren) haben so genannte Aktualkonflikte. Diese resultieren aus dem altersbedingten Nachlassen der körperlichen und geistigen Kräfte, aus den negativen gesellschaftlichen Einstellungen zu älteren Menschen, aus einer, wenn auch schwach beginnenden altersbedingten Hilflosigkeit [Birbaumer und Schmidt 1996], aus der Vorstellung, dass man im Alter nicht mehr nützlich sein kann, sondern überflüssig ist [Heuft et al. 2000; Hyman und Pavlik 2001], und aus den Erfahrungen, vom Arzt nicht verstanden zu werden [Zintl-Wiegandt und Bickel 1992; Shapiro et al. 1996].

Diese biologischen und gesellschaftlichen Einflüsse, sind für einen älteren Menschen stark wirkende Stressoren, die eine Hyperaktivität des limbo-hypothalamischen-symphatischen Systems und somit einen Anstieg des systolischen Blutdrucks auslösen. Da die Intensität derartige Hyperreaktivität von Situation zu Situation unterschiedlich sein kann, präsentiert sich folglich auch eine entsprechende Variabilität des Blutdruckes [Herrmann et al. 2003; Heuft et al. 1997].

Der erhöhte systolische Blutdruck und die erhöhte Herzfrequenz im Mittelwert (Ausgangswert) von 76,7/Minute bei der von uns untersuchten Gruppe lassen auf eine Dominanz des Symphatikotonus schließen. Von Zidek [2006] wird die Vermutung ausgesprochen, dass der ISH „nicht dieselbe Erkrankung ist" wie die systolische-diastolische bzw. diastolische arterielle Hypertonie und von Scholze [2004] wurde die ISH als eigenständiges Krankheitsbild bezeichnet. Diese Auffassung können wir mit unseren dargelegten Ergebnissen bestätigen. Wir sehen aber die Ursache nicht vorwiegend im kardiovaskulären System, sondern in Störungen des psychoneurophysiologischen Regulationssystems des Blutdrucks, die durch Lebensweise und Dysstress in einer Insuffizienz des Parasympathikus-Systems und der Dominanz der sympathischen Funktion geführt haben.

Mit diesen Ergebnissen haben wir einen weiteren Beleg dafür gebracht, dass der hohe Blutdruck durch eine abwegige Lebensweise ausgelöst wird und durch Relaxation mittels mental gesteuerter rhythmischer Atmung gesenkt werden kann. Diese Erkenntnise sollte sich jeder zu Herzen nehmen, der Herz-Kreislauf-Probleme hat. Prävention ist besser und preiswerter als Therapie. Da sich in unserer Gesellschaft ein Überalterungsprozesses vollzieht, sollte der isolierten systolischen Hypertonie (ISH) bei älteren Menschen größere Beachtung geschenkt werden. Sie lässt sich bisher nicht medikamentös effektiv behandeln. Die Relaxation mittels mentalgesteuerter rhythmischer Atmung, die sich leicht mit dem Blutdruckentspannungstest erlernen lässt, könnte das „Mittel" der Wahl sein.

Dankbare Patienten

Die Patienten mit hohem Blutdruck, denen wir durch die Asklepioskur geholfen haben mit ihrem Blutdruck ohne Medikamente richtig umzugehen waren sehr dankbar. Schon nach dem ersten Jahr unserer Tätigkeit pflanzten sie zu Ehren von Professor Dr. Hecht einen Baum auf dem Gelände des Kurzentrums NaturMed, der innerhalb von vier Jahren eine stattliche Höhe von über dei Metern erreichte. Als wir im Herbst 2009 unsere Tätigkeit beendeten, weil nun die Asklepioskur von Chefarzt Dr. Yasar Yilmaz weitergeführt werden konnte, stellten die Patienten eine Dankbarkeitstafel vor diesem Baum auf.

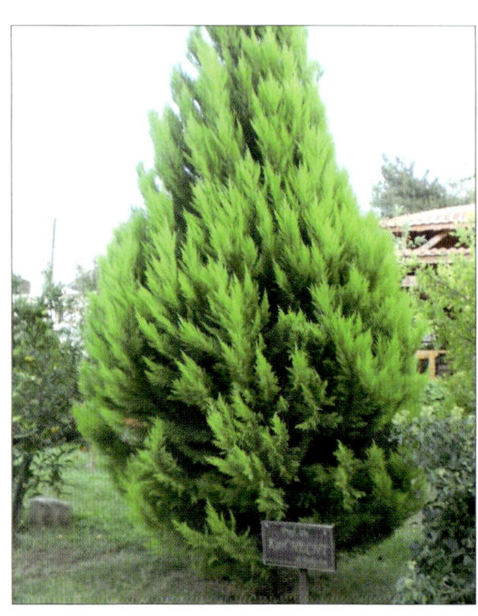

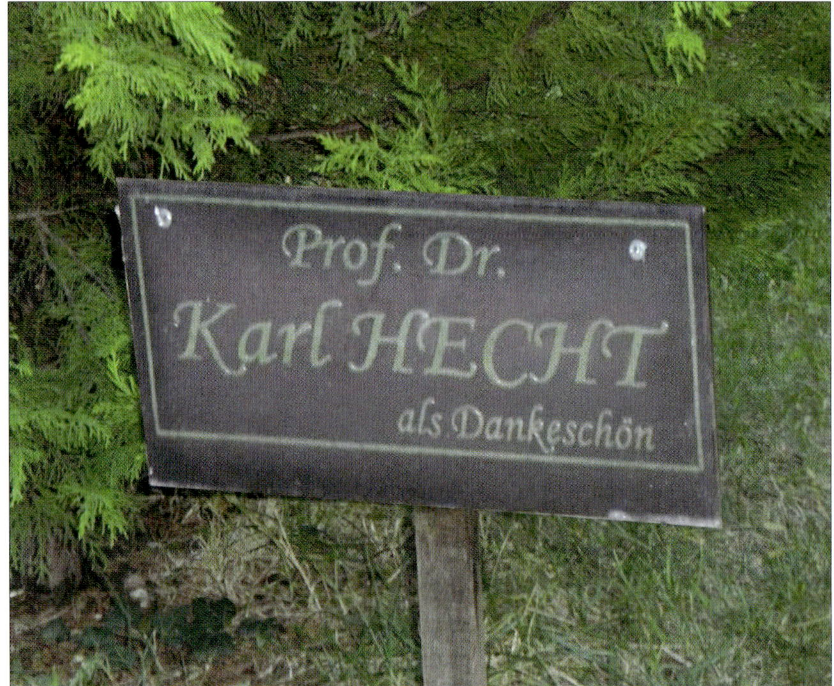

Abbildung 79 (2): Dankeschönbaum mit Tafel, von dankbaren Patienten gepflanzt zu Ehren von Prof. Dr. Hecht auf dem Gelände des Kurzentrums NaturMed (Archiv Hecht)

Schlussbemerkung

Kurz vor der Abgabe unseres Manuskripts „Zum richtigen Umgang mit dem niedrigen und hohen Blutdruck“ erschienen in wissenschaftlichen Zeitschriften, Gesundheitsmagazinen und Massenmedien Artikel zur Hypertonie unter verschiedenen Aspekten. Anlass dazu sind die Herzwochen vom 1. bis 30.11.2011. Allen Artikeln war zu entnehmen, dass es erhebliche Probleme mit dem Bluthochdruck gibt. Auch mit Hinweisen auf nichtmedikamentöse Therapien und auf die Bedeutung der gesunden Lebensweise wurde nicht gespart. An zwei Beispielen soll das kurz gezeigt werden.

In der Nummer 43 des Deutschen Ärzteblatts, Organ der der Bundesärztekammer und die in Deutschland am meisten gelesene medizinische Fachzeitschrift, erschien das Titelblatt mit der in der Abbildung 80 dargestellten Aufmachung, mit dem Thema „Therapierefraktäre Hypertonie“. Refraktär (lat. refractarius = widerspenstig) bedeutet so viel wie ohne Effekt behandelte Bluthochdruckerkrankte.

Als Autoren dieses Artikels sind ausgewiesen: Dr. Felix Mahfoud, Dr. Frank Himmel; Dr. Christian Kena, Prof. Dr. Schunkert, Prof. Dr. Böhm, Prof. Dr. Weil. Sie definieren die therapierefraktäre Hypertonie wie folgt: „Die therapierefraktäre arterielle Hypertonie ist als eine nicht leitliniengerechte Blutdruckeinstellung (140/90 mmHg allgemein, > 130-139/80-85 mmHg bei Patienten mit Diabetes mellitus, > 130/80 mmHg bei chronischer Nierenerkrankung) trotz antihypertensiver Dreifachtherapie in maximaler oder maximal tolerierter Dosierung, unter Einbeziehung eines Diuretikums definiert. Eine so genannte Pseudoresistenz im Sinne einer unkontrollierten Hypertonie besteht bei mangelnder Therapietreue, inadäquater antihypertensiver Medikation, falschen Messmodalitäten sowie bei der Weißkittelhypertonie.“

Es wird eine Prävalenz (Vorkommen) von 5-15 % in Haus- und Facharztpraxen ausgewiesen.

Abbildung 80: Therapierefraktäre Hypertonie.
[Mahfoud et al. 2011]

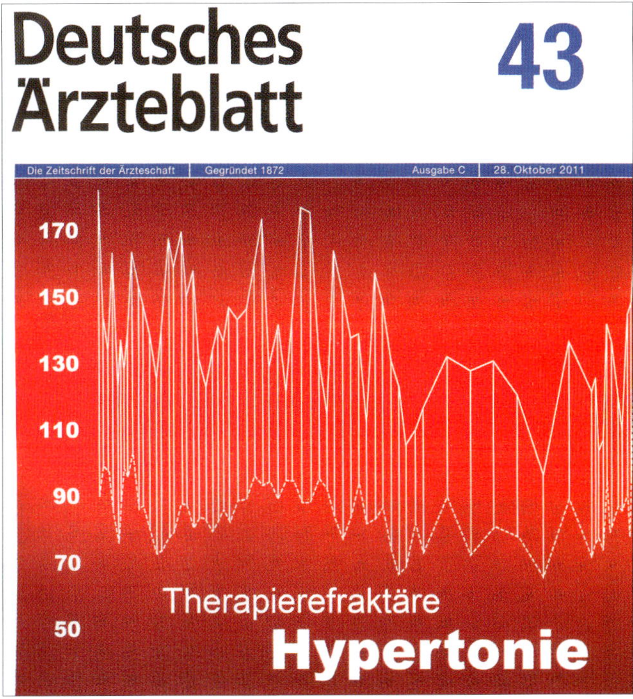

Gesundheit konkret – Das Magazin für Versicherte der Barmer GEK 4/2011 erschien ebenfalls mit einem anziehenden Titelblatt (Abbildung 81) „Herzgesundheit". Der redaktionelle Artikel „Herz unter Druck" erschien ebenfalls anlässlich der Herzwoche vom 1. bis 30.11.2011 und berichtet über die Bluthochdruckerkrankung entsprechend der bekannten orthodoxen Ansichten. Als mögliche Therapien werden auch Bewegung, Stressreduktion und Gesunde Ernährung angeführt.

Aus unserer Sicht ist der auf dem Titelblatt „Gesundheit konkret" angegebene Messapparat ein Beispiel für ungenaue Messungen. Wir hoffen, dass die Barmer GEK mit uns damit übereinstimmt.

Abbildung 81:
Herzgesundheit
[Barmer GEK 2011]

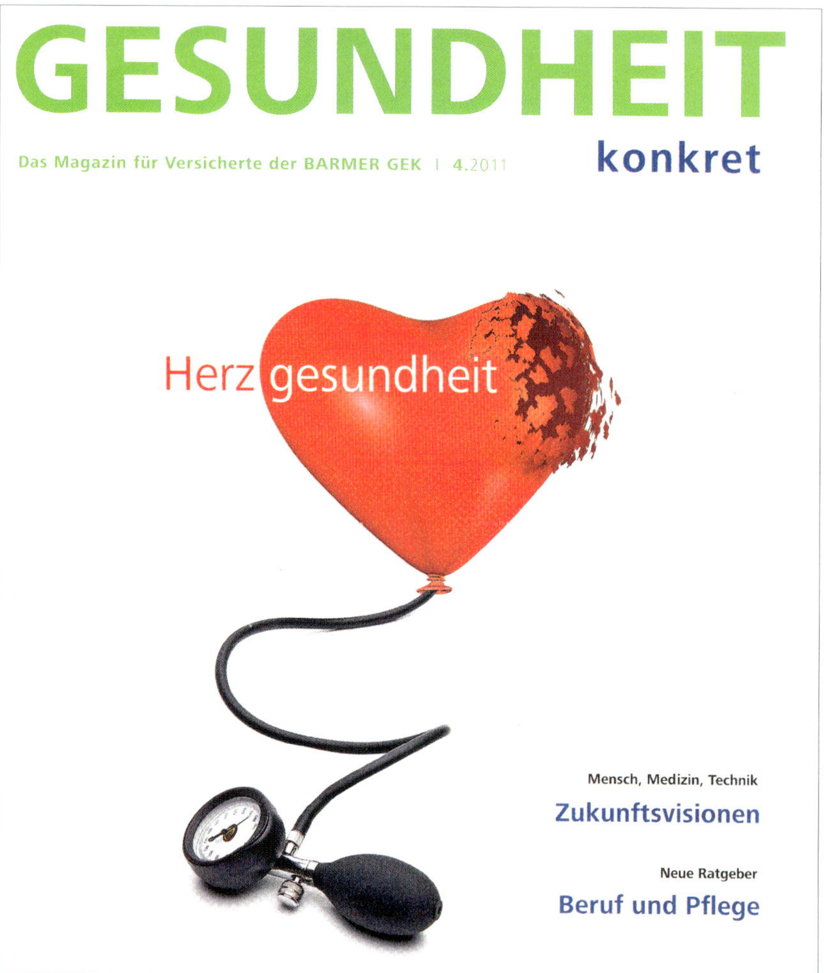

Im Gegensatz zu den angeführten Artikeln haben wir uns von der einseitigen Betrachtungsweise, mit Orientierung nur auf den hohen Blutdruckwert, distanziert. Die natürliche Funktion unseres Körpers ist die Regulation und diese verläuft immer mit schwankendem Plus- und Minusabweichungen von einem Regulationsmittel, welches oszillierende Homöostase genannt wird. Dieses Funktionsprinzip muss akzeptiert und nicht ignoriert werden.

Eine Regulation muss gesteuert werden und diese Funktion übernimmt auch für das Herz-Kreislauf-System unser Gehirn mit seinen „Helfern" Sympathikus (Antreiber) und Parasympathikus (Bremser). Wir konnten in unserem Buch zeigen, dass eine **Psychoneurokardiologie** längst überfällig ist, um Herz-Kreislauf-Erkrankungen zu vermeiden und richtig zu behandeln. Solange engspurig auf „nur Kardiologie" gefahren wird, wird es nicht gelingen, die Herz-Kreislauf-Erkrankungen zu beherrschen.

Der oben erwähnte Artikel im Deutschen Ärzteblatt belegt ein weiteres Mal die seit Jahrzehnten bestehende Stagnation bei der Verhinderung und Behandlung der arteriellen Hypertonie. Der bestehende Funke zum Ansatz der Prävention sollte unbedingt Glühen und Dominanz erreichen. Die Gewinner wären die Patienten, die reale Gesunde werden würden. Die Krankenkassen könnten viel Geld sparen, wenn sie diesbezüglich investieren und Prävention besser „honorieren" würden.

Wir haben uns bemüht, Wege aufzuzeigen, wie man besser mit dem niedrigen und hohen Blutdruck umgehen sollte. Die Notwendigkeit dazu wird tagtäglich bestätigt.

Wir haben mit unseren Untersuchungen und Ergebnissen auch gezeigt, dass die gesunde Lebensweise, sowohl dem Hypertoniker als auch dem Hypotoniker, eine teilweise sogar erheblich verbesserte Lebensqualität gebracht hat. Das ist ein logischer natürlicher Prozess der Regulation eines Menschen, der der spezifisch auf Senkung des Blutdrucks ausgerichteten Denkweise widersprechen muss. Wir sind der Auffassung, dass das seit Jahrzehnten bestehende ungelöste Bluthochdruckproblem (vor allem bezüglich der essentiellen Hypertonie und auch der ISH) nur durch eine Psychoneurokardiologie zu lösen ist.

Mit Bezug auf das eingangs des Buches angeführte Zitat von Johann Wolfgang Goethe möchten wir noch einmal unterstreichen: „Man muss das Wahre immer wiederholen." Für die Herz-Kreislauf-Erkrankungen ist **das Wahre** eine psychoneurokardiologische Präventions-, Diagnostik- und Therapiekonzeption.

Dieses Wahre scheint sich doch immer mehr durchzusetzen. Nachdem das Manuskript dieses Buches bereits beim Spubuchverlag bearbeitet wurde, erschien im Deutschen Ärzteblatt 108/48 vom 02.12.2011 ein Artikel mit der Überschrift: „Mehr Psychokardiologie tät not." [Autoren: Marc Meissner und Sabine Rieser].

Einschlägige wissenschaftliche Publikationen der Autoren

Anias, J.; A. Cordova; K. Hecht; E. Iglesias; P. Oehme; M. Poppei (1989): Ein Beitrag zur Klärung von Mechanismen in den funktionellen Beziehungen zwischen Gähnen, Schlaf und Stress? Ergebn. exp. Med. 50, S. 180-189

Hecht, K.; K. Treptow; M. Poppei et al. (1971): Ein Modell für die Entwicklung hyperton ausgelenkter Blutdruckregulation durch fehlgesteuertes Lernen. Akta biol. et med. Germ., 27, Berlin, S. 869-883

Hecht, K.; Baumann, R.; St. Nitschkoff; H. Baumann; M. Poppei (1976): Der Einfluss von Stressfaktoren auf zerebroviszerale Regulationsmechanismen als pathogenetische Konstellation bei der Entstehung der arteriellen Hypertonie. Erg. exp. med. 21, S. 109-146

Hecht, K.; W.-E. Vogt; E. Wachtel; I. Fietze (1991): Beziehungen zwischen Insomnien und arterieller Hypotonie. Pneumologie 45, S. 196-199

Hecht, K.; H.-W. Balzer et al. (1999): „Sisi-Syndrome": Disstress, atypical depression or adaptive autoregulation? Results of al pilot study, 10th International Congress on Stress, Montreux, Abstract

Hecht, K.; St. Andler; St. Breinl; H.-J. Lander; M. Stück (2001): Objektive Kontrolle der Selbstentspannungsfähigkeit anhand von Zeitreihenmessungen des Blutdrucks und der Elektrodermalen Aktivität (EDA). In: K. Hecht; H.-P. Scherf; O. König (Hrsg.): Emotioneller Stress durch Überforderung und Unterforderung. Schibri Verlag, Berlin, Milow, S. 253-272

Hecht, K. (2002): Gut Schlafen. Ullstein-Bild, Berlin (CD mit Anleitung zum meditativen Atmen, Atmung zum Stressabbau), ISBN 3-548-42064-8

Hecht, K.; E. N. Savoley (2002): Emotioneller Stress als Störung beim Messen des Blutdrucks und Ursache der fehlerhaften Diagnose bei Blutdruckerkrankungen. In: K. Sudakov (Hrsg): Anals of the Joint Scientific Concil on Experimental and applied Physiology. Berichte der Russischen Akademie der Medizinischen Wissenschaften. Moskau, Bd. 11, S. 144-150 (russisch)

Hecht, K.; H.-P. Scherf (2006): Weiterführung des öffentlichen Dialogs auf Grundlage des Kommentars von Univ.-Prof. Dr. Dieter Magometschnigg zum Artikel „Fehlgemessener oder realer Hypertoniker?" J. Hypertonie, 10(4), S. 6-11. In: Scherf et al. (2007): „Fehlgemessener oder realer Hypertoniker?" J. Hypertonie, 2, S. 17-22

Hecht, K.; H.-P. Scherf; Y. Yilmaz; P. Meffert (2007a): Post-Silvesterparty-Hypertonus. J. Hyperton 11/4, S. 6-10

Hecht, K.; M. Christl; C. H. Jakob; H.-P. Scherf (2007b): Nachtblutdruckmonitoring stört den Schlaf, stresst und verursacht einen artifiziellen Nachthypertonus? J. Hypertonie 3, S. 27-28

Hecht, K., H.-P. Scherf, S. Jorken (2007c): Blutdruckentspannungstest (BET) – ein neues diagnostisches Verfahren. Phys. Med. Rehab. Kuror 17, S. 1-4

Hecht, K.; Y. Yilmaz; E. N. Savoley; A. P. Berseneva; R. M. Baevski (2007d): Analyse der Herzfrequenzvariabilität während des Blutdruckentspannungstest. (russisch) Funkzionalnaya diagnostika (Medika), 1, S. 87-94

Hecht, K.; H.-P. Scherf (2010): Glyzin – ein Bioregulid in neurophysiologischen Prozessen des Menschen. Teil 2.2: Wirkung von sublingual appliziertem Glyzin bei pharmakotherapeutisch induzierter chronischer Insomnie bei älteren Patienten. Nachweis mit elektrophysiologischen Daten. OM u. Ernährung, Nr. 131, S. F24-33

Hecht, K.; H.-P. Scherf; K. Kehl; P. Meffert (2010): An ignored factor in depression pathogenesis: Chronic comorbidity of low blood pressure and cervical spine symptoms. Vestnik 2, S. 5-11

Hecht, K.; H.-P. Scherf; K. H. Kehl; P. Meffert (2011a): Chronische Komorbidität von niedrigem Blutdruck und Halswirbelsäulensymptomatik verursacht Depression. Ein äquivalenter Therapieansatz: Ganzheitliche gesunde Lebensweise. OM u. Ernährung, Nr. 134, S. F38-47

Hecht, K.; H.-P. Scherf; R. Swat (2011b): Blutdruckmessen: Links? Rechts? Beiderseits? J. Hypertonie 15/3, S. 18-23

Maschke, C.; K. Hecht (2005): Tag-Nacht Unterschiede in der multifaktoriellen Genese von lärminduzierten Erkrankungen. Ergebnisse einer epidemiologischen Studie. Somnologie 9, S. 96-104

Reiner, M.; K. Hecht (2001): Emotioneller Stress und niedriger Blutdruck. Ein Versuch zur Beschreibung einer Psychobiologie des Hypotonikers. In: K. Hecht; H.-P. Scherf; O. König (Hrsg.): Emotioneller Stress durch Überforderung und Unterforderung. Schibri Verlag, Berlin, Milow, S. 495-523

Scherf, H.-P.; K. Hecht; Y. Yilmaz; P. Meffert (2006): Fehlgemessener oder realer Hypertoniker. Journal für Hypertonie 10/4, S. 6-11

Schumann, Ch.; K. Hecht (2001): Gähnen, ein Ausdruck für Überforderung oder Unterforderung. In: K. Hecht; H.-P. Scherf, O. König (Hrsg.): Emotioneller Stress durch Überforderung und Unterforderung. Schibri-Verlag, Berlin, Milow, S. 65-77

Vogt, W.-E., K. Hecht; E. Wachtel (1989): Arterielle Hypotonie – ein schlafstörender Faktor? Wissenschaftliche Zeitschrift der Humboldt-Universität zu Berlin, Reihe Medizin 38/4, S. 494-497

Einschlägige Doktorarbeiten (Doktorvater Prof. Dr. Karl Hecht)

Beder, A. (2005): Chronopsychobiologische Regulationsdiagnostik als Modell zum Nachweis einer Nordseekur von psychosomatisch gestörten bzw. erkrankten Müttern und Kindern (Pilotstudie). Dissertation, Medizinische Fakultät Charité der Universitätsmedizin, Berlin

Buch, P. (2000): Chronobiologische Regulationsdiagnostik zum objektiven Nachweis von Stress und des Einflusses von Musik während der Einwirkung des Stressors Zahnarztpraxis und zahnärztliche Behandlung unter Berücksichtigung der Typologie.. Dissertation, Medizinische Fakultät der Humboldt-Universität zu Berlin

Jorken, St. M. B. (2001): Zeitreihenmessungen des Blutdrucks während einer zehnminütigen Relaxation – Eine Pilotstudie zum Weißkitteleffekt unter psychokardiologischen Aspekten. Med. Dissertation, Medizinische Fakultät der Humboldt-Universität zu Berlin

Reiner, M. (2001): Emotioneller Stress und der niedrige Blutdruck. Eine retrospektive Pilotstudie unter chronpsychobiologischem Aspekt. Dissertation Medizinische Fakultät Charité der Humboldt-Universität zu Berlin

Rodemerk, B.; O. Schuldzig (2002): Beschreibung des emotionellen Stresses unter chronobiopsychosozialen Aspekten während verschiedener Phasen der konservierenden Zahnbehandlung. Dissertation, Med. Fak. Ernst-Moritz-Arndt-Universität, Greifswald

Schumann, Ch. (2001): Zu psychobiologischen und pathologischen Funktionen des Gähnens und dessen Abhängigkeit von der Blutdruckhöhe und verschiedenen Tageszeitabschnitten. Dissertation, Med. Fakultät (Charité) der Humboldt-Universität zu Berlin

Voigt-Spychala, C. (2001): Ein Versuch zur Messung der Zahnarztangst – Blutdruckweißkitteleffekt auch in der Zahnmedizin. Dissertation Med. Fak. (Charité) der Humboldt-Universität zu Berlin

Literaturverzeichnis

Amour, J. A.; G. C. Kember (2004): Cardiac Sensory Neurons. New York Oxford University Press

Aurich, K. (1993): Festtagseffekte des Schlafverhaltens unter chronobiologischem Aspekt. Diss., Med. Fak. (Charité) der Humboldt-Universität zu Berlin

Barmer GEK (2011): Herz unter Druck. Gesundheit konkret. Das Magazin der Barmer GEK, Nr. 4, S. 12-16

Batmanghelidj, F. (2006): Die Wasserkur bei Übergewicht, Depression und Krebs. VAK Verlags GmbH, Kirchzarten

Benson, H. (1996): Heilung durch Glauben. Die Beweise. Selbstheilung in der neuen Medizin. Heyne Verlag, München

Birbaumer, N.; R. R. Schmidt (1996): Biologische Psychologie. Springer Verlag, Berlin, Heidelberg u. a.

Colpo, A. (2009): Der große Cholesterinschwindel. Kopp-Verlag, Rottenburg

Cornélissen, G.; F. Halberg; E. E. Bakken; Z. Wang; R. Tarquini; F. Perfetto; G. Laffi; C. Maggioni; Y. Kumagai; P. Prikryl; P. Homolka; J. Dusek; J. Siegelova; B. Fiser (2003): Can society afford not to follow a chronobiological approach to blood pressure screening, diagnosis and treatment? Proceedings Symposium Chronobiologica Analysis in Pathophysiology of Cardiovascular System. Brno Masaryk University, S. 75-90

Deutsche Hochdruckliga e. V. (DHL) und Deutsche Hypertonie Gesellschaft (DHG) (2008): Leitlinien zur Behandlung der arteriellen Hypertonie. Heidelberg

Engler (2001): Ionisierter Sauerstoff. Spurbuch Verlag, Baunach

Ettinger, P. O.; C. F. Wu; C. Jr. DeLa Cruz; A. B. Weisse; S. S. Ahmed; T. J. Regan (1987): Arrhythmias and the "holiday heart": alcohol-associated cardiac rhythm disorders. Am Heart J; 95 S. 555-62

EUROASPIRE III (2009): a survey on the lifestyle, risk factors and use of cardioprotective drug therapies in coronary patients from 22 European countries. K. Kotseva, D. Wood, G. De Backer, D. De Bacquer, Kalevi Pyoörälä and U. Keil on behalf of the EUROASPIRE Study Group, (2009), European Society of Cardiology

Gaethgens, E. (1994): Peripherer Kreislauf: Hypotonie. In: K. Hierholzer; R. F. Schmidt (Hrsg.): Pathophysiologie des Menschen. Chapman and Hall, London u. a., S. 1711-1712

Graff, Ch.; F. Bockmühl; V. Tietze (1968): Lärmbelastung und arterielle (essentielle) Hypertoniekrankheit beim Menschen. In: S. Nitschkoff; G. Kriwizkaja: Lärmbelastung, akustischer Reiz und neurovegetative Störungen. Georg-Thieme Verlag, S. 112-126

Gross, D. (1973): Hypo- und Hypertonie. Hippokrates Verlag, Stuttgart, Einführung S. 7-9

Hajak, G.; E. Rüther (1995): Insomnie – Schlaflosigkeit. Springer Verlag, Berlin, Heidelberg, New York

Halberg, F.; J. I. M. Drayer; G. Cornélissen; M. A. Weber (1984): Cardiovascular reference data base for recognizing circadian mesor– and amplitude-hypertension in apparently health men. Chronobiologia 11, S. 275-298

Halberg, F. (1986): Chronobiology. American Scientist, 01, S. 1-20

Halberg, F.; I. Freytag (1989): Zur chronobiologischen Erfassung von Blutdruck und Herzfrequenz in der klinischen Praxis. Ein Beitrag zur Chronodiagnostik. Wiss. Zeitschrift der Humboldt-Universität zu Berlin, Reihe Medizin 38/4, S. 522-526

Halberg, F.; G. Cornélissen; J. Halberg; H. Fink; C.-H. Chen; K. Otsuku; Y. Watanabe; Y. Kumagai; E. v. Syutkina; T. Kawasaki; K. Uezono; Z. Zhao; O. Schwartzkopff (1998): Circadian Hyper-Amplitude-Tension (CHAT): A disease risk syndrome of anti-aging medicine. Journal of Anti-Aging Medicine 1/3, S. 239ff

Halberg, F.; G. Cornélissen; O. Schwartzkopff; R. Hardeland; W. Ulmer (2002): Messungen und chronobiologische Auswertung der Variabilitäten von Blutdruck und Herzfrequenz zur Prophylaxe schwerwiegender Krankheiten. Vortrag in der Klasse Naturwissenschaften der Leibniz-Sozietät am 17.02.2002, Leibniz online

Halberg, F.; G. Cornélissen; K. Otsuka; J. Siegelova; B. Fišer; J. Dušek; P. Homolka; S. Sánchez de la Peña; R. B. Singh; BIOCOS Projekt (2008): Extended consensus on need and means to tetect vascular variability disorders (VVDs) and vascular variability syndroms (VVSs). Intl. J. of Geronto-Geriatrics 11(14), S. 119-146

Halberg, F.; G. Cornélissen; F. Halberg, T. Kessler; K. Otsuka (2010): Measuring Mental Strain by Duraion of Blood Pressure Overswing (CHAT). Case Report. World Heart Journal, Volume 2, Issue 2, S. 141-167

Hartenbach, W. (2002): Die große Cholesterinlüge. Herbig-Gesundheitsratgeber. 6. Auflage. Herbig Verlagsbuchhandlung, München, S. 1-157

Hecht, K. (1992): Besser schlafen, schöner träumen. Südwestverlag, München, S. 127-132

Hecht, K.; E. N. Hecht-Savoley (2005, 2007): Naturmineralien, Regulation, Gesundheit. Schibri-Verlag, Berlin, Milow, 1. und 2. Auflage, ISBN 3-937895-05-1

Hecht, K.; E. Hecht-Savoley (2008): Klinoptilolith-Zeolith – Siliziummineralien und Gesundheit. Spurbuch Verlag, Baunach; 2. Auflage 2010, 3. Auflage 2011, ISBN 987-3-88778-322-8

Hecht, K. (2010a): Anregungen zum neuen Denken in der Krebsphilosophie und Krebstherapie. Spurbuchverlag, Baunach, ISBN 978-3-88778-337-2

Hecht, K. (2010b): Glyzin – ein Bioregulid in neurophysiologischen Prozessen des Menschen. OM u. Ernährung, Nr. 130, S. F2-12

Herrmann, C.; U. Buss; R. Snaith (1995): RADS-D-Hospital Anciety and Depression Scale – Deutsche Version: Ein Fragebogen zur Erfassung von Angst und Depressivität in der somatischen Medizin. Verlag Hans Huber, Bern

Herrmann, J. M.; H. Rüddel; Th v Uexküll (2003): Essenzielle Hypertonie in: Uexküll: Psychosomatische Medizin. Urban u. Fischer, München, Jena, S. 843-860

Heuft, G.; S. O. Hoffmann; E. J. Maus; S. Mentzos; G. Schüssler (1997): Das Konzept des Aktualkonfliktes und seine Beduetung für die Therapie 2. Psychosom. Med. 43, S. 1-4

Heuft, G.; A. Kruse; H. Radebold (2000): Lehrbuch der Gerontopsychosomatik und Alterspsychotherapie. UTB-Lehrbuch, Reinhardt, München

Huber, A. (1999): Mental health: Europa ist krank – psychisch. Psychologie Heute 10, S. 52-53

Huep, W. (1973): Klinik der Hypotonie. In: D. Gross (Hrsg.): Hypo- und Hypertonie. Stuttgart, S. 132

Hyman, D. J.; V. N. Pavlik (2001): Characteristics of patients with uncontrolled hypertension in the United States. N. England J. Med. 245, S. 479-486

Irwin, M.; M. Brown; T. Patterson; R. Hauger; A. Mascovich; I. Grant (1991): Neuropeptide Y and natural killer cell activity: findings in depression and Alzheimer caregiver stress. FASEB 5, S. 3100-3107

Journal of American Medical Association (2008): 299, S. 1678

Kaltenbach, M.; Chr. Maschke (2011): Deutsches Ärzteblatt 108/43, S. C1889

Katinas, G.; F. Halberg; G. Cornélissen; K. Otsuka; R. Tarquini; F. Perfetto; C. Maggioni; O. Schwartzkopff; E. Bakken (2003): Transient circadian hyper-amplitude-tension (CHAT) may be intermittent: case reports illustrating gliding spectral windows. Biomedicine and Pharmacotherapy, Vol. 57, Suppl. 1, S. 104-109

Kehl, H.G.;H. Löser; D. Kececioglu; K. Pröse; J. Vogt (1994): Hypertrophe Kardiomyopathien beim Noonan-Syndrom. 26. JAHRESTAGUNG DER DEUTSCHEN GESELLSCHAFT FÜR PÄDIATRISCHE KARDIOLOGIE, Bremen, Zeitschr Kardiol 83, S. 692

Ketelhut, R. (2004): Körperliche Aktivität zur Behandlung des arteriellen Hochdrucks. Deutsches Ärzteblatt 101/50, S. C2744-2749

Kuklinski, B. (2005): Zur Praxisrelevanz von nitrosativem Stress. Umwelt Med Gesellsch 18, S. 95-106

Kuklinski, B. (2006): Das HW-Syndrom-Trauma. Aurum Verlag Bielefeld

Kuklinski, B. (2008): Praxisrelevanz des nitrosativen Stresses. 1. Mitteilung Diagnostik und Therapie neurologischer Erkrankungen. OM u. Ernährung 124, S. F2-21; 2. Mitteilung: Therapie internistischer Erkrankungen. OK u. Ernährung 125, S. F16-32

Lincoln, J.; C. H. v. Hoyle; G. Burnstock et al. (1997): Nitric Oxide in Health and Disease. Cambridge University Press

Lötzerich, H.;C. Peters; G. Uhlenbruck (1996): Körperliche Belastungen und Immunfunktionen.) In: M. Schedlowski; W. Tewes: Psychoimmunologie Spektrum, S 439–458

Magometschnigg D. (2006): Kommentar zum Artikel „Fehlgemessener oder realer Hypertoniker?" von Scherf H.-P. et al, J. Hypertonie 2006 10/4 S. 12

Maschke, C.; K. Hecht (2005): Pathogenetische Mechanismen bei lärminduzierteen Krankheitsbildern. Schlaussfolgerungen aus dem Spandauer Gesundheits-Survey. Umweltmed. Forsch. Praxis 10/2, S. 77-88

Mahfoud, F.; F. Himmel; C. Ukena; H. Schunkert; M. Böhm; J. Weil (2011): Treatment strategies for resistant arterial hypertension. Dtsch Ärztebl. Int 108(43), S. 725-731

Middeke, M.; E. Pospisel; K. Völker (2006): Bluthochdruck senken ohne Medikamente. Trias Verlag

Moore-Ede, M. (1993): Die Nonstopgesellschaft. Risikofaktoren und Grenzen menschlicher Leistungsfähigkeit in der 24-Stunden-Welt. W. Heyne, München

Nefiodow, L. A. (1991): Der sechste Kondratieff – Wege zur Produktivität und Vollbeschäftigung im Zeitalter der Information. Rhein Sieg Verlag

Otsuka, K.; G. Cornélissen; H. Watanabe; F. Halberg (1992): Reproducibility of circadian patterns in blood pressure and heart rate of group-synchronized healthy women and circannual effects. In: F. Halberg; H. Watanabe: Chronobiology and Chronomedicine. Medical Review, Totzy, S. 185-201

Otsuka, K.; G. Cornélissen; F. Halberg; G. Oehlert (1997): Exessive circadian amplitude of blood pressure increases risk of isotemie stroke and nephropathy. J. Med. Rag. Technol. 21, S. 23-30

Pall, M. L. (eds) (2007): Explaining "unexplained Illnes", Harrington Park Press, New York

Phillips, D.P.; J. R. Jarvinen; I. S. Abramson; R. R. Phillips (2004): Cardiac mortality is higher around Christmas and New Year's than at any other time: the holidays as a risk factor for death. Circulation 110, S. 3781-8

Piesbergen, C. (2002): Blutdrucksenkung ohne Nebenwirkungen. Diagnostik und Therapie von Hypertonie durch hochfrequentes Biofeedback. Psychotherapie Phsychosomatik und Med. Psychologie 52 (2)

Predel, H.-P. (2005): Management Hypertonie – Journal by fax 5/13, http://www.hochdruckliga.de/journal-by-fax.html

Richter-Heinrich, E.; U. Knust; M. Lori; H. Sprung (1977): Untersuchung zur Senkung des Blutdrucks durch instrumentelle Konditionierung. In: R. Baumann; K. Hecht (Hrsg.): Stress, Neurose, Herzkreislauf. VEB Deutscher Verlag der Wissenschaft, Berlin, S. 53-58

Rudolf, S.; I. Bermejo; U. Schweiger; F. Hohagen; M. Härter (2006): Diagnostik depressiver Störungen. Deutsches Ärzteblatt 103/25, S. C1455-C1462

Rüegg, J. C. (2006, 2011): Gehirn , Psyche und Körper. Schattauer Verlag, 3. und 5. Auflage

Salvemini, D.; T. R. Biliar; Y. Vodovotz (eds) (2001): Nitric Oxide and Inflammation. Birkhauser Verlag, Basel

Saposnik, G; A. Baibergenova; J. Dang; V. Hachinski V (2006): Does a birthday predispose to vascular events? Neurology 67, S. 300–4

Schandry, R. (1998): Lehrbuch Psychophysiologie. Beltz, Psychologie Verlags Union, Weinheim

Scholze, J. (2004): Pulse Pressure in der Therapiesteuerung der Hypertonie? Herz 29, S. 276

Schrader, J.; S. Lüders; P. Dominiak (1999): Arbeit, Stress und Hypertonie. H. Hoffmann, Berlin

Selye H. (1984): Stress – Mein Leben: Erinnerungen eines Forschers. Fischer Taschenbuch, Frankfurt a. M.

Shapiro D.; B. Tursky; E. Gershon; M. Stern (1996): Effects of feedback and reinforcement on the control of human systolic blood pressure. Science 163, S. 588-589

Siedeck (1955): Über das zeitliche Verhalten der phasenförmigen Reizbeantwortung nach Pyrogeninjektion. Acta Neuroveg. Wien, 11, S. 94ff

Sinz, V.; E. Witzleb (1993): Blutdruckregulationsstörungen: Hypotonie. In: U. Zwiener(Hrsg.): Allgemeine und klinische Pathophysiologie. Bd. 1, Gustav Fischer Verlag, Jena, Stuttgart, S. 423-427

Trenkle, H. (1989): Wetterfühligkeit. Vorbeugen und behandeln. Reihe Natur und Medizin, Falke, Niedersachsen

von Uexküll, Th.; E. Wick (1962): Die Situationshypertonie. Arch. Kreislaufforschung 39, S. 256-271

Weber, I. (2006): Nationale Gesundheitsziele in Depressionen. Verhindern, früh erkennen oder wirksam behandeln. Deutsches Ärzteblatt 103/24, S. C1360

Weder, A. B; S. Julius (1985)L Behailor, Blood pressure variability and hypertension. Psychosom. Med. 47, S. 406-414

Weil, A. (1995): Spontanheilung. Die Heilung kommt von innen. Bertelsmannverlag, München

Zidek, W. (2006): Isolierte systolische Hypertonie. Management Hypertonie Journal by Fax 6/17 S.1

Zigmond, A. S.; R. P. Snaith (2004): The hospital anxiety and depression scale. Acta Psychiatr Scand 67, S. 361-370

Zintl-Wiegandt, A.; H. Bickel (1992): Inanspruchnahme von Allgemeinpraxen durch ältere Patienten. M.M.G. 17, S. 303-301

Zylka-Menhorn, V. (2007): Prävention ist nicht (nur) Privatsache. Deutsches Ärzteblatt 104, Issue 47, 23 Nov 2007, S. C2745-46

Die Autoren

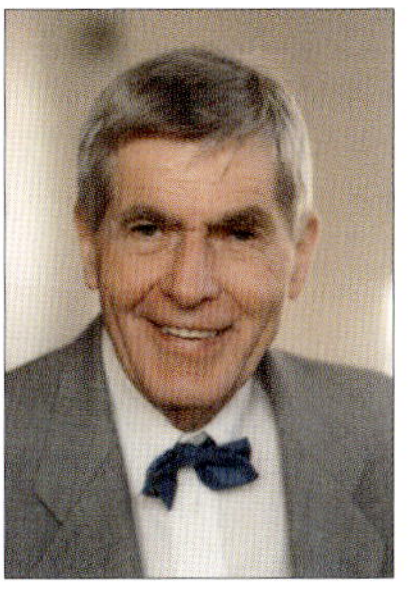

Karl Hecht

Dr. med. Dr. med. habil. Karl Hecht

Geb. 15.02.1924 in Wohlmirstedt

Arzt, Wissenschaftler, Hochschullehrer, aktiver Rentner

1950-1955	Studium an der Medizinischen Fakultät (Charité) der Humboldt-Universität zu Berlin
1957	Promotion zum Dr. med.
1970	Habilitation
1971	Ernennung zum ordentlichen Professor der Sektion Neurophysiologie der Akademie der Wissenschaften der DDR
1977	Berufung zum Professor und zum Direktor des Instituts für experimentelle und klinische Pathophysiologie an der Charité der Humboldt-Universität zu Berlin (Pathophysiologie = Lehre von den Funktionen der Krankheitsentwicklungen)

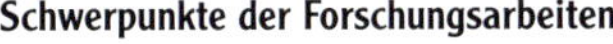

Schwerpunkte der Forschungsarbeiten:
Stress-, Schlaf-, Chrono-, Umwelt-, Weltraummedizin, Blutdruckregulation, Mineralstoffwechsel, Neuropsychobiologie, Regulationspeptide, Gesundheitswissenschaften, Neurowissenschaften.

Publikationen:
Über 800 wissenschaftliche Originalarbeiten in nationalen und internationalen Zeitschriften und Sammelbänden; 46 wissenschaftliche Fach- und Sachbücher; 28 Patente

Förderung des wissenschaftlichen Nachwuchses:
173 Doktoranden zur Promotion geführt.

Gewählte und Ehrenmitgliedschaften (Beispiele):
- Mitglied der Internationalen Akademie der Wissenschaften Health and Ecology, Innsbruck, Vizepräsident der russischen und aserbaidschanischen Sektion
- Mitglied der Internationalen Akademie für Astronautik (Paris)
- Ausländisches Mitglied der Russischen Akademie der Medizinischen Wissenschaften (Moskau)
- Mitglied der Akademie für Schöpfertum (Moskau)
- Ehrenmitglied der physiologischen Gesellschaft Kuba, Havanna
- Ehrenmitglied der Tschechischen Medizinischen Gesellschaft „Purkinje“, Prag
- Präsidiumsmitglied der „World Organization for Scientific Cooperation“ (WOSCO)
- Präsidiumsmitglied der „International Committee GEOCHANGE on Global Geological and Environmental Change“

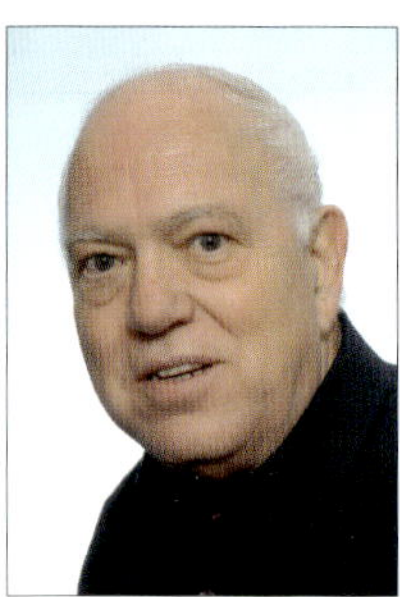

Hans-Peter Scherf

Dr. med. Dr. sc. med. Hans-Peter Scherf

Geboren 1940 in Berlin

Facharzt für Allgemeinmedizin und Sportarzt,
Subspezialisierung: Naturheilverfahren, Allergologie, Ernährungsmedizin

1960-1962	Medizinstudium an der Karls-Universität in Prag
1962-1966	Medizinstudiums an der Humboldt-Universität zu Berlin
1968	Promotion zum Dr. med. an der Humboldt-Universität
1986	Habilitation (Dr. sc. med.) an der Humboldt-Universität
1970	Facharzt für Allgemeinmedizin
1966-1990	Medizinische Grundbetreuung im Gesundheitswesen der DDR
1991-2010	Hausarzt mit der Berechtigung zur Teilnahme an den Disease-Management-Programmen (Koronare Herzkrankheit, Diabetes mellitus, Asthma bronchiale und COPD) der Kassenärztlichen Vereinigung Berlin **Weitere Arbeitschwerpunkte:** Gemessener Schlaf im eigenen Bett (Porti®SleepDoc); Messung des emotionalen Stresses (Blutdruckentspannungstest nach Hecht); Biofeedback bei Stressproblematik (MentalBioScreen®K3); Richtiger Umgang mit dem niedrigen und hohen Blutdruck; Regulation neuropsychophysiologischer Prozesse mit Glycin (Fa. Biotiki, BiDiPharma GmbH); Systemische Mineralstoffwechselregulation mit Natur-Zeolith-Rezepturen (Sanogenetika®); UV-Blutbetrahlung; Biomechanische Stimulation mit Matrix-Rhythmus-Therapie + Infrarot A-Hyperthermie; Psychobiologische Rhythmus-, Entspannungs-und Schlaftherapie
Jan. 2011	Beendigung der kassenärztlichen Tätigkeit und Praxisübergabe

Schwerpunkte der Forschungsarbeiten:
Zellbiologische Regulationsmedizin, Blutdruckregulation, Stress-und Schlafanalyse & Coaching. Wirkung ultravioletter Strahlung sowie Infrarot-A-Hyperthermie auf den menschlichen Organismus und die daraus abgeleiteten therapeutischen Methoden.
In-vivo- und -vitro-Untersuchungen bei Nahrungsmittelunverträglichkeiten, Kontakt-und Arzneimittelallergie sowie Pollenallergie. Mitarbeit an der „Konzeption zur Heranführung des Thermalkurzentrum für Naturheilkunde NaturMed (Davutlar-Kusadasi, Westtürkei) an das internationale Kurbäderspitzenniveau" sowie Erprobung und Begleitung des Programms von 2004- 2009 als Mitglied des wissenschaftlichen Beirates der Kureinrichtung (www.naturheilmedizin-berlin.de; www.natur-med.com.tr).
Die Ergebnisse der wissenschaftlichen Arbeit wurden in 54 Publikationen (16 als Erstautor), 14 Postern, 45 Vorträgen und 2 Patentschriften zusammengefasst.

Auszeichnungen:
- Nationalpreis der DDR, III. Klasse für Wissenschaft und Technik im Kollektiv (Böhm, Gruner, Meffert, Scherf, Sönnichsen) für wissenschaftliche Arbeiten zur Wirkung ultravioletter Strahlung auf den menschlichen Organismus und die Entwicklung daraus abgeleiteter therapeutischer Methoden (Okt. 1987).
- Arnold-Rikli-Preis für „ Anwendungsorientierte Forschungen über biopositive systemische Effekte des menschlichen Organismus durch einmalige und wiederholte Ganzkörper-Phototherapie unter besonderer Berücksichtigung spektraler Gesichtspunkte" (Okt.1991).
- Werner Braun Preis der Vinzenz von Paul-Stiftung, Basel (Prof. Meffert/Dr. Scherf zu gleichen Teilen) für die Arbeit: Lokale Infrarot-A-Hyperthermie in der allgemeinmedizinischen Praxis. Ergebnisse einer offenen Studie (Sept. 1992).

Vom gleichen Autor sind In der Reihe
Aktiv und Gesund leben erschienen:

Prof. em. Prof. Dr. med. habil. Karl Hecht

Alt werden und jung bleiben

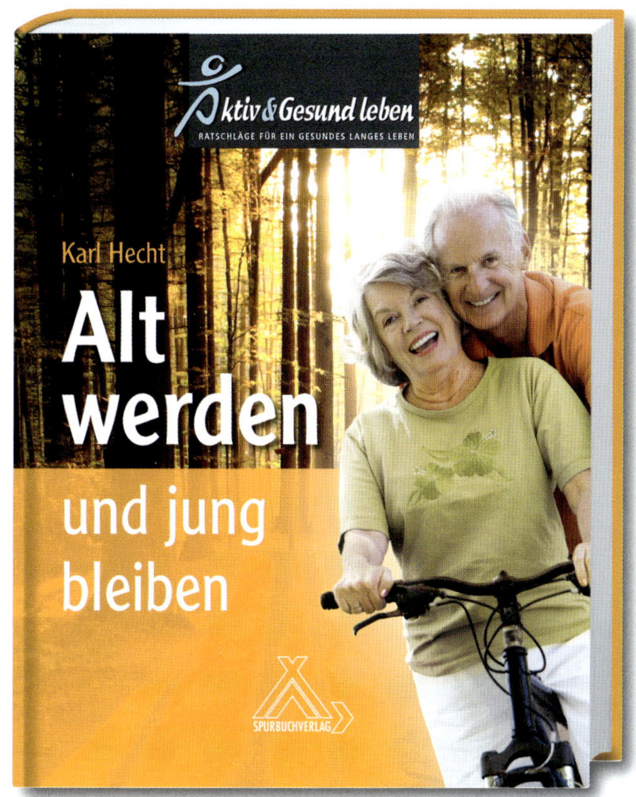

„... Dich zu verjüngen gibt's auch ein natürlich Mittel, ein Mittel ohne Geld und Arzt und Zauberei zu haben. ...“ (Goethe, Faust I)

Wissen über dieses „natürliche Mittel“ hat der Autor auf der Grundlage wissenschaftlicher Erkenntnisse und 87 Jahren Lebenserfahrung zusammengestellt. Er nennt es „Juvenalisierung“, was so viel bedeutet wie: Ein Leben lang die „Tugend der Jugend“ zu erhalten, geistig und körperlich; so zu denken, zu fühlen und zu handeln, dass man sich immer in „jugendlicher Frische“ befindet. Dazu sind Optimismus, Willenskraft, Liebe, Aktivität und gesunder Schlaf wichtige Voraussetzungen. Im Schlaf kann sich der Mensch täglich verjüngen. Ein Kriterium für die Juvenalisierung ist die Selbstbetreuungsfähigkeit bis ins hohe Alter. Juvenalisierung hat nichts mit Anti-Aging zu tun, das ein unphysiologisches Prinzip gegen das Altern darstellt und vom Autor als eines der schlimmsten Unwörter unserer Zeit bezeichnet wird. Der Autor erklärt den Verlauf des gesunden und kranken Alterns. Des Weiteren erläutert er, dass die Alzheimerkrankheit keine typische Alterserscheinung ist. Wenn die Kraft des Körpers nachlässt, erblüht normalerweise der Geist.
Alt werden ist keine Krankheit, sondern kann ein glückliches, genussvolles Leben bescheren, wenn man dies möchte und selbst etwas dazu beiträgt. Frei nach André Maurois ist alt werden nichts anderes als eine schlechte Angewohnheit, für die ein aktiver, optimistischer Mensch keine Zeit hat.

Zum Autor: Dr. med. habil. Karl Hecht, Arzt, emeritierter Professor der Medizinischen Fakultät (Charité) der Humboldt-Universität zu Berlin, Professor für Neurophysiologie, Jahrgang 1924. Spezialgebiete der letzten 20 Jahre: Stress-, Schlaf-, Chrono- und Weltraummedizin sowie Gesundheits-wissenschaften und ganzheitliche Naturheilkunde.
Autor von 47 Fach- und Sachbüchern sowie von über 800 wissenschaftlichen Publikationen in nationalen und internationalen Zeitschriften und von 28 Patenten. Vater von 173 Doktoranden und fünf Kindern.

144 Seiten, Hardcover,
farbige Abbildungen,
Format 17,5 x 22 cm,
Preis: 22,00 €
1. Auflage 2011
Spurbuchverlag Baunach
ISBN 978-3-88778-358-7

Anregungen zum neuen Denken in der Krebsphilosophie und Krebstherapie

356 Seiten, Hardcover,
farbige Abbildungen,
Format 18 x 25 cm,
Preis: 26,00 €
Spurbuchverlag Baunach
ISBN 978-3-88778-337-2

Die Diagnose Krebs bedeutet gewöhnlich für die Betroffenen einen psychosozialen Sturz, der vergleichbar ist mit dem Sturz von einem hohen Berg in eine tiefe Gletscherspalte, zu der kein Zugang für Hilfe besteht. An einer solchen Stelle überfällt einen Menschen eine unheimliche Angst: Der fest verwurzelte Glaube des modernen Menschen, dass die Krebserkrankung den unausweichlichen Tod bringt, erzeugt panische Angst, die eher zum Tode führen kann als die Erkrankung selbst. Diese Angst ist wissenschaftlich gesehen völlig unbegründet, denn der Krebskranke kann unter bestimmten Umständen wieder völliges Gesundsein erreichen. Der Autor geht von fundiertem Wissen aus, wonach der Krebs keinesfalls eine Erkrankung einzelner Körperorgane ist, sondern eine Regulationsstörung des psychoneurobioimmunologischen Funktionssystems des ganzen Menschen darstellt. Daraus ergeben sich neue, sanfte therapeutische und prophylaktische Ansätze. Der Krebskranke ist zu heilen, wenn er seine Lebensweise grundlegend ändert.

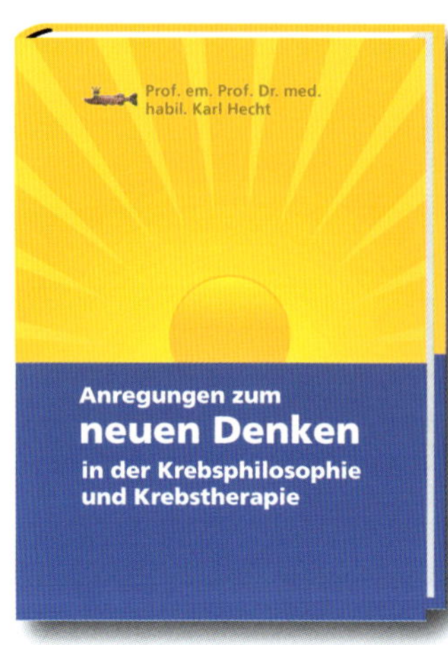

Klinoptilolith-Zeolith Siliziummineralien und Gesundheit

248 Seiten, Hardcover,
zahlreiche Abbildungen,
Format 15,1 x 21,6 cm,
Preis: 26,00 €
3. Auflage
Spurbuchverlag Baunach
ISBN 978-3-88778-322-8

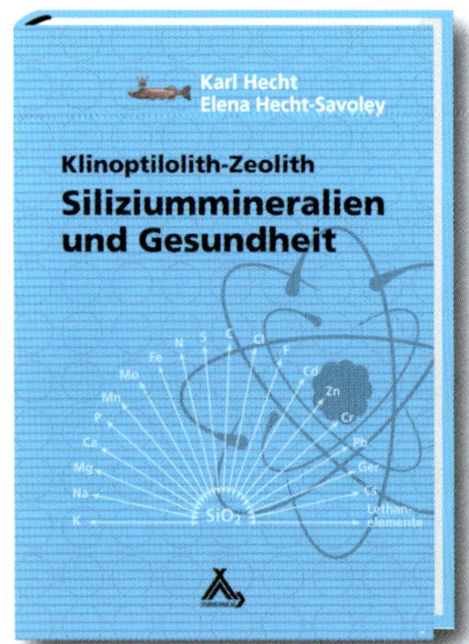

Weltweit wird der siliziumdioxidreiche Klinoptilolith-Zeolith als der Rohstoff des 21. Jahrhunderts bezeichnet. Wie Forschungsergebnisse und praktisch-medizinische Erfahrungen der letzten 25 Jahre bestätigen, ist der Klinoptilolith-Zeolith auch ein vorzügliches Basisprophylaktikum und Basistherapeutikum. Damit wurde die heilende und vorbeugende Wirkung des Urminerals SiO_2, welches schon von Hippokrates, Avicenna und Paracelsus in der Heilkunst erfolgreich verwendet wurde, neu entdeckt. SiO_2 gilt als das älteste Heil-, Verjüngungs- und Schönheitsmittel der Menschheit. Der Leser wird, auch unter umweltmedizinischem Aspekt, wissenschaftlich fundiert über das breite Anwendungsspektrum des siliziumreichen Klinoptilolith-Zeoliths informiert, wobei der ganzheitlichen Regulation besondere Aufmerksamkeit geschenkt wird.

Weitere umfassende Informationen zum Verlagsprogramm finden Sie unter **www.spurbuch.de.**